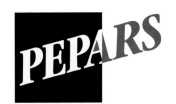

【ペパーズ】
編集企画にあた

JN115565

　近年，糖尿病や高血圧などの生活習慣病の増加や高齢社会による高齢者の増加に伴い末梢動脈疾患（peripheral arterial disease；PAD）やその重症型である重症下肢虚血（critical limb ischemia；CLI）が増加しています．CLI 治療には，『血行再建と創傷管理』両面からのアプローチが必須であり形成外科，循環器内科，血管外科など多くの科による横断的な治療が必要です．形成外科医は主として創傷管理を担いますが，治癒の得られるレベルまで血行が改善されているか，改善された血行を切断やデブリードマンにより損傷していないか，創傷治癒に最も効率のよい血行再建は何か，など血行再建に対する知識を深める必要があります．また，血行再建術のみでは治癒が得られない症例はこれまでやむなく大切断を選択したり，創治癒をあきらめざるを得なかったりと非常に miserable な結果となっていましたが，再生医療や高気圧酸素治療，LDLアフェレーシスなどの adjuvant therapy を組み合わせることにより救肢が可能となってきました．

　今回の企画では，血行再建，創傷管理，adjuvant therapy のそれぞれの分野で経験豊富な先生方にご執筆をお願いしました．創傷管理を担う形成外科医は CLI 治療において，切断レベルの決定や創傷管理など非常に大きな部分に関与する必要があり，日々治らない足潰瘍の治療に頭を悩ませ，ストレスを感じているのではないかと思います．本書が CLI 治療の break through の一助になれば幸いです．

　また CLI は最近 CLTI（chronic limb threatening ischemia）へと概念が変わりつつあります．下肢動脈の閉塞・狭窄だけでなく足潰瘍の範囲，部位や感染の有無，患者の全身状態など様々な因子を総合的にとらえ，足部重症度や病態を診断したうえで，客観的に治療を選択することが提唱されています．非常に多くの項目があり複雑な概念ですが，本特集中に詳細に解説していただいています．

　今回の企画にあたり，ご多用の中，ご執筆いただきました先生方に深謝いたします．

2020 年 5 月

辻　依子

KEY WORDS INDEX

WRITERS FILE

ライターズファイル（五十音順）

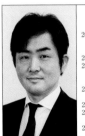

石川　昌一
（いしかわ　しょういち）

2006年	日本大学卒業
	太田西ノ内病院，初期研修医
2007年	東京大学病院，初期研修医
2008年	同大学形成外科入局
	埼玉医科大学形成外科，助教
2009年	同大学国際医療センター救命救急科，助教
2010年	同大学形成外科，助教
2013年	同大学国際医療センター形成外科，助教
2016年	同大学形成外科，助教

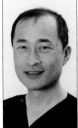

高木　元
（たかぎ　げん）

1993年	日本医科大学卒業
	同大学第一内科入局
1998年	米国アレゲニー大学，Research Fellow
1999年	米国ペンシルベニア州立大学，Research Fellow
2000年	米国ニューヨーク医科大学，Research Fellow
	米国ニュージャージー医科歯科大学，Research Fellow
2001年	米国ニュージャージー医科歯科大学，Instructor
2002年	日本医科大学千葉北総病院循環器内科，助手
2003年	同大学第一内科，助手
2008年	同大学内科学講座，病院講師
2010年	同大学循環器内科，講師
2019年	同大学循環器内科，准教授

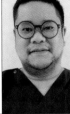

福永　匡史
（ふくなが　まさし）

2005年	兵庫医科大学卒業
2007年	医療法人川崎病院循環器内科
2009年	兵庫医科大学循環器内科，病院助手
2012年	同大学循環器内科，助教
2014年	同大学大学院修了
2015年	森之宮病院循環器内科

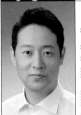

宇都宮　誠
（うつのみや　まこと）

2002年	東邦大学卒業
	同大学医療センター大橋病院にて研修
2005年	同大学医療センター大橋病院循環器内科，レジデント
2007年	日本厚生会玉川病院循環器内科出向
2008年	京都桂病院心・臓血管センター出向
2009年	東邦大学医療センター大橋病院循環器内科，シニア・レジデント復職
2010年	同，助教
2013年	東京労災病院循環器内科
2014年	同病院難治性創傷治療センター開設
2018年	東邦大学医療センター大橋病院循環器内科，助教
2020年	TOWN訪問診療所城南院開設

辻　依子
（つじ　よりこ）

1998年	神戸大学卒業
	同大学医学部附属病院形成外科入局
1999年	大阪府立母子保健総合医療センター形成外科
2000年	神戸大学医学部附属病院形成外科，医員
2001年	北野病院形成外科
2002年	神戸大学医学部附属病院形成外科，医員
2005年	同，臨床助手
2006年	新須磨病院形成外科
2008年	同，医長
	神戸大学医学部附属病院形成外科，臨床講師

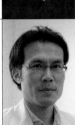

藤田　靖之
（ふじた　やすゆき）

2002年	神戸大学卒業
	同医学部附属病院呼吸・循環器外科入局
2003年	兵庫県立姫路循環器病センター循環器外科，医員
2004年	同センター心臓血管外科
2005年	兵庫県立姫路循環器病センター，呼吸器外科，レジデント
2006年	東京大学大学院医学系研究科病因・病理学専攻免疫学，博士課程
2009年	神戸大学医学部附属病院心臓血管外科，医員
2010年	同，特定助教
2011年	（財）先端医療振興財団先端医療センター病院再生治療ユニット血管再生科，副医長
2016年	同，医長
2017年	（公財）先端医療振興財団臨床研究情報センター医療開発部
2018年	（公財）神戸医療産業都市推進機構医療イノベーション推進センター，クリニカルオペレーショングループリーダー
2019年	同，クリニカルオペレーションチームリーダー
2020年	同，メディカルイノベーションディビジョンサブプループリーダー

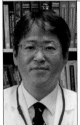

大竹　剛靖
（おおたけ　たかやす）

1987年	浜松医科大学卒業
	同大学第1内科入局
1988年	富士宮市立病院内科勤務
1990年	浜松医科大学大学院博士課程入学
1994年	同卒業，医学博士学位取得
1995年	富士宮市立病院内科，医長
1998年	同，科長
2002年	湘南鎌倉総合病院腎臓内科，部長
2009年	メリーランド大学Institute of Human Virology留学（再生医療研究）
2012年	湘南鎌倉総合病院腎臓総合医療センター腎免疫血管内科，主任部長
2018年	同病院，副院長
2019年	共愛会病院，院長補佐

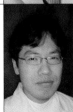

畑　陽介
（はた　ようすけ）

2014年	大阪大学卒業
	関西労災病院，初期研修医
2016年	同病院循環器内科，後期研修医
2019年	同病院循環器内科，医員

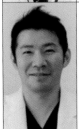

村尾　尚規
（むらお　なおき）

1997年	北海道大学医学部医学科卒業
2003年	美唄労災病院形成外科（形成外科責任者）
2005年	釧路労災病院形成外科（形成外科責任者）
2009年	北海道大学病院形成外科
2013年	同，助教
2017年	同，診療講師
2019年	同，診療准教授

菊地　信介
（きくち　しんすけ）

2008年	札幌東徳洲会病院，初期研修医
2010年	旭川医科大学第一外科入局
2011年	同大学外科学講座循環呼吸腫瘍病態外科分野，医員
2012年	同大学外科学講座血管呼吸腫瘍病態外科学分野，助教
2013年	米国ワシントン大学血管外科研究留学（Alexander W. Clowes Lab.）
2015年	旭川医科大学外科学講座血管外科学分野，助教
2017年	同大学大学院医学系研究科博士課程修了
2018年	国立がん研究センター研究所，分子細胞治療研究分野研究員（落谷孝広分野長）
2019年	旭川医科大学外科学講座血管呼吸腫瘍病態外科学分野，助教

CONTENTS

重症下肢虚血治療のアップデート

編集／新須磨病院医長　辻　依子

◆編集顧問／栗原邦弘　中島龍夫
　　　　　　百束比古　光嶋　勲
◆編集主幹／上田晃一　大慈弥裕之　小川　令

【ぺパーズ】
PEPARS No.162/2020.6◆目次

「PEPARS®」とは Perspective Essential Plastic
Aesthetic Reconstructive Surgery の頭文字よ
り構成される造語.

運動器臨床解剖学

新刊

－チーム秋田の「メゾ解剖学」基本講座－

編集 東京医科歯科大学
秋田恵一　二村昭元

2020 年 5 月発行　B5 判　186 頁
定価 (本体価格 5,400 円＋税)

マクロよりも詳しく、ミクロよりもわかりやすく！
「関節鏡視下手術時代に必要なメゾ（中間の）解剖学」

肩、肘、手、股、膝、足を中心に、今までの解剖学の「通説」を覆す新しい知見をまとめた本書。
解剖学を学ぶ方のみならず、運動器を扱うすべての方必読です‼

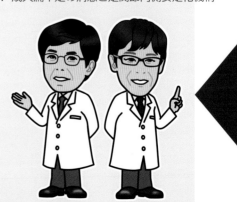

全日本病院出版会
www.zenniti.com

〒113-0033　東京都文京区本郷 3-16-4　Tel：03-5689-5989
Fax：03-5689-8030

PEPARS No.162：1-10, 2020

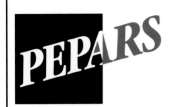

◆特集／重症下肢虚血治療のアップデート

重症虚血肢に対する血管内治療の適応と実際

畑 陽介[*1] 飯田 修[*2]

Key Words：重症虚血肢(chronic limb-threatening ischemia；CLTI)，血管内治療(endovascular therapy；EVT)，Global vascular guideline，GLASS 分類(Global limb anatomic staging system)，パクリタキセル問題(paclitaxel issue)

Abstract 重症虚血肢(chronic limb-threatening ischemia；CLTI)は下肢閉塞性動脈硬化症の最重症型で安静時痛または難治性潰瘍を有する疾患であり，血行再建の適応となる．血行再建方法として第一選択は外科的バイパス術であるが，透析や冠動脈疾患の合併など手術リスクの高い患者も多く，血管内治療(endovascular therapy；EVT)がこの領域で果たす役割は大きい．本稿では ① 最新のガイドライン(Global vascular guideline)での血管内治療の位置付け，② 各血管領域における血管内治療の成績，③ 血管内治療デバイスにおけるパクリタキセル使用と死亡リスクの問題について概説する．

はじめに

重症虚血肢(chronic limb-threatening ischemia；CLTI)は下肢閉塞性動脈硬化症の最重症型で安静時痛または難治性潰瘍を有する疾患であり，血行再建の適応となる．血行再建方法として第一選択は外科的バイパス術であるが，透析や冠動脈疾患の合併など手術リスクの高い患者も多く，血管内治療(endovascular therapy；EVT)がこの領域で果たす役割は大きい．一般的に CLTI に合併した動脈病変は，長区域病変・慢性完全閉塞性病変・石灰化病変が多く，特に膝下血管領域においてバルーン拡張後の再狭窄率は 3 か月で約 70% と満足できる結果ではない．2017 年の ESC/

ESVS ガイドライン[1]，Global vascular guideline[2] においても自家静脈を用いた外科的バイパス術が可能な症例には，EVT よりも外科的バイパス術が推奨されている．しかしながら，実臨床において CLTI 患者は重症冠動脈疾患や維持血液透析を含む慢性腎臓病の合併など外科的バイパス術が困難な患者も多く含まれ，EVT を選択する場合も多くあるのが実情である．本稿では CLTI に対する血管内治療に関して最新の動向・トピックスについて述べる．

最新のガイドライン(Global vascular guideline)での血管内治療の位置付け

Global vascular guideline[2]は全世界の血管領域の有識者で構成されるワーキンググループにより作成された，CLTI に特化した最新のガイドラインであり，2019 年 6 月に発表された．新たに PLAN(P：patient risk estimation, L：limb stag-

---

*1 Yosuke HATA，〒660-8511 尼崎市稲葉荘3丁目1番69号 関西労災病院循環器内科
*2 Osamu IIDA，同，副部長

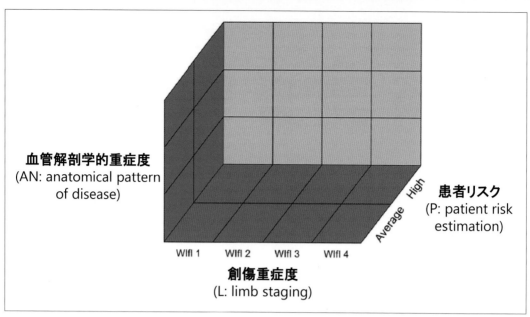

図 1．PLAN（P：patient risk estimation, L：limb staging, AN：anatomical pattern of disease）concept
（文献 2　Figure 6.1 より改変）

ing, AN：anatomical pattern of disease) concept
が提唱され，CLTI 患者の治療において創傷と虚
血だけでなく，患者背景や解剖学的重症度を考慮
した上で治療を行うことが記載された点で新規性
が高い（図 1）．

1．P：patient risk estimation

CLTI 患者の血行再建方法の選択に関して，周
術期死亡リスクと長期予後の観点が非常に重要で
ある．本ガイドラインでは外科的バイパス術の周
術期死亡リスク 5％ 以上，2 年生命予後 50％ 未満，
を高リスク，それ以外を標準リスクと定義した．
しかしながら具体的なリスク予測の方法に関して
は定められておらず，今後の課題であるとの記載
に留まっている．2019 年に Azuma ら[3]が SPIN-
ACH 研究の結果から後述の WIfI（Wound, Isch-
emia and foot Infection）分類[4]を含めたリスク予
測モデルを報告しており，実臨床における有用性
の評価を今後行う必要性があると考える．

2．L：limb staging

創傷の重症度として WIfI 分類を用いることが
明記された．WIfI 分類は 2014 年に米国血管外科
学会より提唱された創傷重症度の層別化システム
である．創傷の範囲（Wound），虚血の重症度

（Ischemia），感染の深達度（foot Infection）により
very low risk から high risk までの 4 つの stage
に分類される．ESC/ESVS ガイドライン[1]でも推
奨されており，実臨床でも導入されている．当院
でも CLTI 患者の診療において使用しているが，
分類が非常に煩雑であることが難点である．当院
で使用している WIfI 分類を簡略化したものを表 1
に示すので，参考にしていただければ幸いである．

3．AN：anatomical pattern of disease

Global vascular guideline[2]では 2007 年の
TASC（The Trans-Atlantic Inter-Society Con-
sensus）Ⅱ[5]以降初めて解剖学的分類の更新がな
された．発表された GLASS（Global limb anatomic
staging system）分類は，大腿膝窩領域（FP：
femoro-popliteal）と下腿血管領域（IP：infra-pop-
liteal）でそれぞれ grade 0〜4 の 5 段階で評価し，
それらを複合して GLASS stage 1〜3 に分類する
（表 2）．下腿血管領域では前脛骨動脈，後脛骨動
脈，腓骨動脈のうちで Angiosome concept（詳細
は後章に譲る）に準じて Target artery path
（TAP）を定義し，TAP での重症度を評価する．
また腸骨動脈領域と足部領域に関しても grading
が定義されている．TASCⅡ分類と比較すると，

表 1. WIfI 分類（Wound, Ischemia and foot Infection classification）（文献 4 より改変）

Wound	
0	創傷なし
1	表層の足趾潰瘍，1〜2 趾の切断±植皮にて治癒可能
2	骨・腱が露出する潰瘍（踵以外），表層の踵潰瘍，足趾壊疽，3 趾以上の切断 or TMA（中足骨切断）±植皮で治癒可能
3	前足部に広がる（±中足部）潰瘍，深い踵潰瘍，足趾を超える壊疽，リスフラン以上の切断必要

Ischemia	SPP（mmHg）	ABI
0	60 以上	0.80 以上
1	40〜59	0.6〜0.79
2	30〜39	0.4〜0.59
3	30 未満	0.39 未満

※ ABI と SPP が食い違う場合は SPP の値を優先，測定不能⇒3

foot Infection	
0	感染なし
1	表層まで（皮膚）の感染，創部周囲（2 cm まで）の腫脹・熱感・疼痛
2	深層（骨，腱）の感染，創部周囲 2 cm を超えるが全身感染はない
3	全身に波及する感染，SIRS や敗血症の状態

※ Ischemic ruber：虚血による創縁の発赤⇒感染ではないので 0
※ SIRS（以下の 2 つ以上）
　① 体温＞38℃ or＜36℃
　② HR＞90 bpm,
　③ 呼吸数＞20/分
　④ WBC＞12,000 or＜4,000

	Ischemia-0				Ischemia-1				Ischemia-2				Ischemia-3			
W-0	VL	VL	L	M	VL	L	M	H	L	L	M	H	L	M	M	H
W-1	VL	VL	L	M	VL	L	M	H	L	M	H	H	M	M	H	H
W-2	L	L	M	H	M	M	H	H	M	H	H	H	H	H	H	H
W-3	M	M	H	H	H	H	H	H	H	H	H	H	H	H	H	H
	fI-0	fI-1	fI-2	fI-3	fI-0	fI-1	fI-2	fI-3	fI-0	fI-1	fI-2	fI-3	fI-0	fI-1	fI-2	fI-3

※原著では TcPO$_2$, Toe Pressure を使用しているが，本邦で広く使用されている SPP（Skin Perfusion Pressure）も代替指標として記載されており，当院では SPP を使用している.

表 2. Global limb anatomic staging system（GLASS 分類）（文献 2 より改変）

FP（femoro-popliteal）Grading		IP（infra-popliteal）Grading	
0	狭窄ナシ または 50％以下の狭窄	0	狭窄ナシ または 50％以下の狭窄
1	SFA の 1/3 以下（≦10 cm）の病変 SFA CTO は 5 cm 以下（起始部は開存） POP は病変なし	1	3 cm 以下の狭窄
2	SFA の 1/3〜2/3（10〜20 cm）の病変 SFA CTO は 5〜10 cm（起始部は開存） POP の病変は 2 cm 以下	2	全長の 1/3 以下の狭窄 CTO＜3 cm TPT, 起始部は病変なし
3	SFA の 2/3 以上（≦20 cm）の病変 SFA CTO は 10〜20 cm（起始部からの CTO も含む） POP の病変は 2〜5 cm	3	全長の 1/3〜2/3 の狭窄 CTO＜全長の 1/3 起始部病変も含む TPT は病変なし
4	SFA CTO は 20 cm 以上（起始部からの CTO も含む） POP の CTO	4	全長の 2/3 以上の狭窄 CTO＞全長の 1/3 TPT 含む CTO

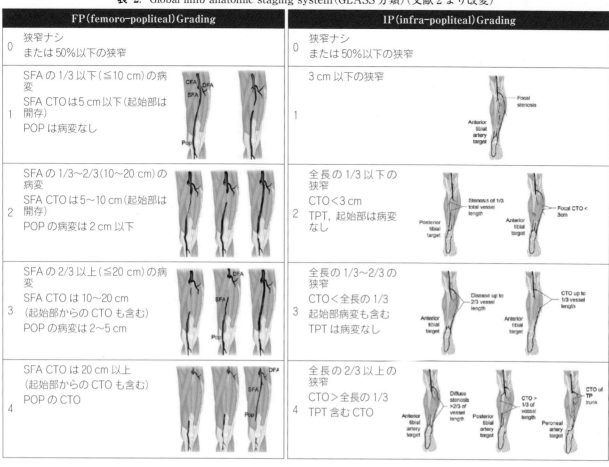

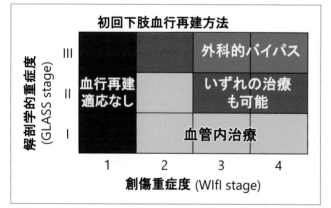

図 2. PLAN concept による血行再建方法の推奨
（文献 2 より改変）

膝窩動脈の病変重症度が高く算出されること，Angiosome concept が使用されていること，FP と IP を合わせて 1 つの stage を決定することが新規の点と言える．しかしながら，実臨床でしばしば見られ，既報で創傷治癒遅延の因子として知られる膝下領域のみの病変が，このシステムではより軽症の stage で評価される可能性があり，今後日本の実臨床のデータでの妥当性評価が必須であると考えられる．

以上の PLAN concept により，患者リスクが標準であり自家静脈が使用可能な場合は創傷と病変の重症度で血行再建方法が外科的バイパス推奨，EVT 推奨，いずれの治療でも可能の 3 つに分類されている（図 2）．ただし，高リスクの患者に対しての血行再建の是非や外科的バイパスの標準リスクであってもバイパス術に使用できる自家静脈がない患者群への血行再建方法は明言されていない．実臨床においては非常に多くの合併疾患を持ち周術期リスク，長期予後ともに厳しい CLTI 患者が多いだけに，上記は今後の重要な検討課題と考えられる．

薬剤溶出性ステント	薬剤溶出性バルーン	ステントグラフト	金属ステント
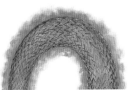	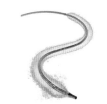	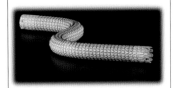	
Eluvia™ DES (Boston scientific)	IN.PACT Admiral™ (Medtronic)	Viabahn™ (Gore)	Supera™ (Abbott)
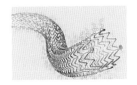	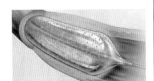	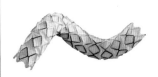	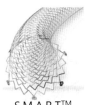
Zilver PTX™ (Cook medical)	Lutonix™ (BARD)	Viabahn VBX™ (Gore)	S.M.A.R.T™ (Cordis)

図 3. 血管内治療の主なデバイス

表 3. ESC/ESVS ガイドラインによる大動脈腸骨動脈領域における血行再建の推奨事項
（文献 1 より改変）

推奨事項	Class	Level
血管内治療		
短区域の閉塞性病変(5 cm 未満)に対しては血管内治療が第一選択として推奨される.	I	C
重症な併存疾患をもつ長区域および両側病変の患者に対しては血管内治療を第一選択として考慮すべきである.	IIa	B
経験豊富なチームにより行われ，かつその後に行われる可能性のある外科的治療に悪影響がない場合は大動脈腸骨動脈閉塞性病変における第一選択として血管内治療を考慮してもよい.	IIb	B
外科的治療		
手術が適する大動脈腸骨動脈閉塞性病変患者では大動脈−(両側)大腿動脈バイパス術が考慮されるべきである.	IIa	B
手術が適する患者において腎動脈に達する大動脈腸骨動脈閉塞性病変では外科的手術を考慮すべきである.	IIa	C
腸骨大腿動脈閉塞性病変では腸骨動脈ステント留置と大腿動脈血栓内膜摘除またはバイパス術を組み合わせたハイブリッド手術を考慮してもよい.	IIa	C
他に血行再建法のない患者では非解剖学的バイパス術を考慮してもよい.	IIb	C

各血管領域における血管内治療の成績

　近年の技術向上により各血管領域において様々なデバイスが使用されるようになり，EVT の専門医ですら混乱をきたしかねない状況である．本項では血管領域別にそれぞれの特性，治療成績に関してまとめる．また主なデバイスの外観を図 3 に示す.

1. 大動脈腸骨動脈領域

　大動脈腸骨動脈領域における血行再建術としてEVT の推奨度は高い(表3)．本邦からも複数のエビデンスが発信されており，2019 年に報告された大動脈腸骨動脈病変に対する EVT の多施設前向き研究である OMOTENASHI 研究[6]の結果でも，1 年での一次開存率は86.2％と良好な治療成績であった報告されている.

表 4. 大腿膝窩動脈領域のパクリタキセルデバイス，パクリタキセルフリーデバイスの臨床成績

使用デバイス	パクリタキセルデバイス				パクリタキセルフリーデバイス	
	Drug-coated balloon（DCB）		Drug-eluting stent（DES）		Stentgraft	Interwoven stent
	Lutonix™	IN.PACT Admiral™	Eluvia™	Zilver PTX™	Viabahn™	Supera™
症例数（n）	316	68	309	156	103	260
対象病変長（cm）	6.3	9.2	8.7	8.2	21.8	7.8
一次開存率（1年，%）	65.2	89	86.8	81.5	88.1	78.9

また，2018 年以降，本邦での新たなデバイスとしてバルーン拡張型ステントグラフト（Viabahn VBX™, W. L. Gore & Associates, Flagstaff, AZ, USA）が使用可能となった．本デバイスの特徴として，カバードステントであるため，大動脈腸骨動脈領域の治療において危惧される腸骨動脈損傷のリスクを恐れずに全拡張を行える点，慢性期に内膜増殖による再狭窄を物理的に抑え込むことができる点が挙げられる．過去のステントグラフトと自己拡張型ナイチノールステントの治療成績が比較された COBEST 試験[7]では，TASC A～B 型病変と TASC C～D 型病変での開存率に差は認めなかったことからも（TASC A-B 型病変：97.4%, TASC C～D 型病変：95.3%, p＝0.46），特に複雑病変において，さらなる治療成績の向上が期待できる．

今後も実臨床現場では，大動脈腸骨動脈病変における血行再建の手段として，EVT は第一選択治療として考えられる．

2．大腿膝窩動脈領域

従来のバルーン拡張術から自己拡張型ナイチノールステント，薬剤溶出性デバイスの登場と様々なテクノロジーの進歩もあり，大腿膝窩動脈領域における EVT は，以前と比較して格段に適応が拡大された．その中でも冠動脈において大きなブレイクスルーとなった薬剤溶出性デバイスの登場は末梢血管領域においても大きな変化をもたらした．薬剤溶出性デバイスとはステントやバルーンにパクリタキセルを塗布して血管壁に深達させることで，治療後の新生内膜の増殖を抑制し，再狭窄を予防するものである．再狭窄予防効

果は非常に多くの大規模無作為化試験からも証明されてきたが，後述のパクリタキセル問題があり，いまだ議論を要する領域でもある．

以下ではパクリタキセルデバイス，パクリタキセルフリーデバイスに分けて，各臨床成績をまとめる（表4）．

A．パクリタキセルデバイス

薬剤溶出性バルーン（Drug coated balloon；DCB）と薬剤溶出性ステント（Drug eluting stent；DES）に大別される．DCB に関しては近年本邦でも使用可能となり，従来のバルーン拡張術と比較して良好な治療成績が報告されている．2019 年 9 月現在，本邦では Lutonix™（Bard Lutonix, New Hope, Minnesota, USA），IN. PACT Admiral™（Medtronic, Santa Rosa, CA, USA）が使用可能である．本邦における IN. PACT Admiral™を評価した MDT-2113 SFA Japan trial では，治療後 1 年開存率が 89%と良好な成績が報告された[8]．また 2019 年に Shishehbor MH らにより IN. PACT Admiral™に関する統合解析結果が報告された[9]．興味深い結果として，従来のバルーン群では再狭窄規定因子として病変長が挙げられたが，DCB 群では病変長は再狭窄規定因子ではなかった．病変長の長い病変においてステント治療と比較して劣性とされてきたバルーン治療でも，DCB を用いることで良好な成績が期待され得る．しかしながら重度石灰化病変では DCB の治療成績が不良であることは報告されており，CLTI 治療において透析患者を初めとして非常に重度の石灰化病変を有する場合が多いことも実情である．今後の石灰化を血管内から削り取るアテレク

トミーデバイスとの併用が期待されるところであるが，DCB 単独群と比較し DCB とアテレクトミー併用群で開存率に差は認めなかったとの報告もあり，現在進行中の試験結果が待たれる．

DES に関しては 2019 年から本邦でも使用可能となった Eluvia™ が期待されている．DES は金属であるステント，新生内膜の増殖を抑制する薬剤，薬剤を保持するためにステントの表面にコーティングされたポリマーより構成される．Eluvia™ もこれまで使用されてきた DES である Zilver PTX™(Cook Corporation, Bloomington, IN, USA)と同様のパクリタキセルが使用されている．しかし，薬剤量は $0.167\,\mu g/mm^2$ と Zilver PTX™(薬剤量：$3\,\mu g/mm^2$)と比較して少なく，さらにポリマーを有することで薬剤の溶出期間を 1 年以上に長期間溶出を保つことができる点が大きな違いである．また，生体適合性の高いポリマーが使用されており，冠動脈領域での研究結果からはポリマーの抗血栓性の可能性も示唆されている．2018 年に発表された IMPERIAL 試験[10]では，Eluvia™ と Zilver PTX™ の無作為化比較試験がなされ，1 年での一次開存率は Eluvia™：86.8%，Zilver PTX™：81.5% と Eluvia™ の非劣性のみならず，優位性までもが証明された．これらは再狭窄のピークに合わせて，薬剤の持続時間を長くさせたことが影響していると考えられる．さらには，全体としては有意差を認めなかったが，糖尿病を有する患者群ではステント血栓症の頻度が Zilver PTX™ と比較して Eluvia™ の方が有意に少なかったことも報告された．ステント血栓症とは薬剤の効果でステントの一部が新生内膜に被覆されない状況が続くことで，同部位に血栓が付着し血栓性閉塞をきたす現象であるが，この点でも新世代の DES の有意性が示されている．IMPERIAL 試験の日本コホートでは 1 年での一次開存率は Eluvia™：91.1%，Zilver PTX™：85.7% とさらに優れた成績であり，今後は長期成績のデータも必要だが，期待できるデバイスの 1 つと考えられる．

B．パクリタキセルフリーデバイス

現在も広く使用されており，大腿膝窩動脈領域治療の多くを占めるのは自己拡張型ナイチノールステントであるが，本項では比較的新規のデバイスである Viabahn™ と Supera™ に関して述べる．

Viabahn™ は，2016 年以降に大腿膝窩動脈病変に対して使用可能となったステントグラフトである．大動脈腸骨動脈領域の Viabahn VBX™ ステントグラフトと同様でステントの周りにグラフトが覆われていることにより，留置後のステントグラフト内への内膜増殖を防ぎ，再狭窄を予防する効果が期待されている．本邦における治験成績では，平均病変長：21.8 cm，慢性完全閉塞性病変：65.7%，TASC C〜D 型病変：84.5% と複雑病変が多く認められたが，Viabahn™ 留置後の 1 年開存率は 88.1% とこれまでのステントにはない良好な成績が報告された[11]．Viabahn™ の登場により，特に病変長の長い複雑病変において，EVT の選択肢が拡大したと考えられる．しかし一方では，Bare Metal Stent(BMS，金属ステント)で 3.4%，Drug Coated Stent(DCS，薬剤コーテッドステント)で 4.4% と比較してステントグラフトでは 10.6% とステント血栓症の頻度が高く，ステント血栓症後は下肢有害事象が多いことが問題点としてある[12]．また，側副血行路を含めた側枝を物理的に塞いでしまい，側副血流を低下させてしまう問題や，ステントグラフト端から新生内膜が入り込むことによる再狭窄の問題もあり，症例に応じての使用が重要となってくるだろう．

Supera™ は Interwoven stent という独自の構造を用いており，他社のナイチノールステントと比較して，強度と柔軟性に富み，激しい運動時のよじれや破断に対する耐性が高い金属ステントである．Supera™ の臨床成績を検討した SUPERB 試験[13]での 3 年フォローデータでは，264 患者中，ステント破損を認めた症例はわずか 1 例のみであった．従来のステントの有害事象の 1 つであるステント破損という問題に打ち勝つことができるステントと考えられる．浅大腿動脈の遠位部から

膝窩動脈にかけての物理的なストレスが大きい部位にステント留置が必要な際，また高度石灰化病変など強い拡張力が必要な病変においてSupera™はよい適応になるかもしれない．

現在大腿膝窩動脈病変においては，様々なデバイスが登場して使用可能となっているが，依然として確立した手技は見出せてはいない．さらに先述のパクリタキセル問題を含めてまさに混沌とした状況であると言えるだろう．今後は特性を熟知しデバイスを使い分けることがより重要となると考えられる．

4．膝下血管領域

膝下動脈領域のEVTでは，保険診療下で使用可能な膝下動脈用のステントやDCBはなく，古典的なバルーン拡張術のみである．一般的にCLTIに合併した膝下動脈病変は，長区域病変・慢性完全閉塞性病変・石灰化病変が多く，バルーン拡張後の再狭窄率は3か月で約70%と満足できる結果ではない．よって現状では，自家静脈による外科的バイパス術が困難である患者に限り妥当であると考えられる．しかしながら，実臨床において CLTI 患者は重症冠動脈疾患や維持血液透析を含む慢性腎臓病の合併など外科的バイパス術の周術期リスクが高い患者も多く含まれ，EVT を選択する場合も多くあるのが実情である．

現状では創傷が治癒するまではバルーン拡張術を繰り返すしかないが，やはりバルーン拡張術のみでは限界があると考える．今後本領域に最も期待されているデバイスがDCBである．しかしながら，2014年に報告されたIN. PACT DEEP 試験[14]では，膝下動脈病変に対するDCB（IN. PACT Amphirion™, Medtronic, Santa Rosa, CA, USA）と従来のバルーンでの比較検討がされたが，DCBは有効性を示すことができなかった．さらには，下肢大切断率が高い傾向であり，臨床応用には至らなかった．しかし，2018年 Lutonix™（Bard Lutonix, New Hope, Minnesota, USA）DCB を用いた臨床試験であるLUTONIX BTK 試験[15]の結果が報告され，主要有効性評価項目（6か月の患肢

の大切断，標的病変の再閉塞，および標的病変再血行再建回避率）の割合がDCB群で73.7%，従来のバルーン群では63.5%（p＝0.0273）と DCB 群で有効性が示され，CLTI 患者に対する新たな治療となる可能性が示唆された．DES に関しては2018年から Boston 社による SAVAL 試験で膝下動脈病変に対するDESの臨床治療が開始された．良好な治療成績を示すことができれば，今後の膝下動脈病変における EVT 戦略は大きく変化する可能性がある．

また，足関節以下の血管が非常に乏しくEVT，バイパス手術ともに治療が困難と考えられる，"desert foot"を有する患者に対しての，Deep vein arterialization に関しても海外からは報告されている．EVT で膝下動脈から静脈へとワイヤーを通過させ同部位にステントグラフトを留置することで静脈側から創部への血流を増加させるコンセプトであるが，EVT において未知の領域であり，今後の研究結果に関して慎重に判断する必要があると考える．

血管内治療デバイスにおける
パクリタキセル使用と死亡リスクの問題

2018年12月に Katsanos らにより発表され大きな物議を呼んでいる，パクリタキセル使用による2年以降の死亡リスク増加に関して触れる．Katsanos らは下肢閉塞動脈硬化症（跛行患者を含む）パクリタキセルデバイスに関しての無作為化臨床試験，28試験に関してメタ解析を行い，1年では生存率に差は認めないが，2年以降ではパクリタキセルデバイスで治療された患者群で有意に死亡率が高いこと，また死亡リスク上昇にはパクリタキセルの薬剤量が相関していることを報告した[16]．2019年1月にパクリタキセルデバイスに関してアメリカ合衆国のFDA（food and drug administration）より通達があり，3月には"大部分の患者においてパクリタキセルデバイスではなく代替療法を行うべきである"と強い表現でパクリタキセルデバイスの使用を控えるよう通達した．

最新の2019年7月の通達ではパクリタキセルの薬剤量との関連は否定されたものの，現時点で一定の見解を得ない状況が続いている．これを受けて本邦の血管内治療学会 CVIT(the Japanese association of cardiovascular intervention and therapeutics)からパクリタキセルデバイス使用に関しては適切なインフォームドコンセントのもとで使用すること，リスク評価のためのデータ収集を行うことを発表した．本邦のデータからはパクリタキセルの使用と死亡率の関連は認められなかったが[17]，Katsanaos らの報告が無作為化試験のメタ解析であり非常に高いエビデンスレベルを有することからも，既存のデータからはこの問題に決着をつけることは困難と考えられる．さらに2020年に同氏より，CLTI 患者を対象として膝下血管に対して薬剤溶出性バルーンを使用した無作為化試験のメタ解析が発表されており[18]，死亡または大切断の割合が DCB 使用群で通常のバルーン群と比較し有意に高い結果であったことが報告された(DCB 群：13.7% vs 通常のバルーン群：9.4%)．しかしながらその機序に関しては言及されておらず，当院のグループでも CLTI 患者に対しての薬剤溶出性デバイス使用の臨床成績に関して検討を進めており，2020 年内には報告が可能と考えている．

　また，当院では FDA の通達以降でパクリタキセルデバイスを使用する場合は，Katsanos らの報告，本邦からの報告を含めて適切な説明を行い同意が得られた場合に限り使用する方針をとっている．

最後に

　本領域では 2019 年に Global vascular guideline が発表され日々エビデンスが更新されている．しかしながら実臨床では創傷治癒の遅延により長期的に ADL の低下をきたし，血行再建を繰り返し行っても poor な転帰となる CLTI 患者が多く，筆者自身も日々臨床医として EVT の限界を痛感させられる毎日である．このような血行再建が困難な no option CLTI に対しての再生医療，LDL アフェレーシスなどの先進的な治療を含め，安全性有効性を担保しながら救肢率向上のために最新のエビデンスを臨床現場に導入し評価していく姿勢が重要であると考える．

参考文献

1) Aboyans, V., et al.：2017 ESC Guidelines on the Diagnosis and Treatment of Peripheral Arterial Diseases, in collaboration with the European Society for Vascular Surgery(ESVS). Eur J Vasc Endovasc Surg. **55**：305-368, 2018.
　Summary　欧州心臓病学会，血管外科学会からの最新のガイドライン．

2) Conte, M. S., et al.：Global vascular guidelines on the management of chronic limb-threatening ischemia. J Vasc Surg. **69**：3S-125S, 2019.
　Summary　今回発表された CLTI に特化したガイドライン．本稿でも詳しく触れている．

3) Azuma, N., et al.：Predictive Model for Mortality Risk Including the Wound, Ischemia, Foot Infection Classification in Patients Undergoing Revascularization for Critical Limb Ischemia. Circ Cardiovasc Interv. **12**：e008015, 2019.

4) Mills, J. L. Sr., et al.：The Society for Vascular Surgery Lower Extremity Threatened Limb Classification System：risk stratification based on wound, ischemia, and foot infection(WIfI). J Vasc Surg. **59**：220-234, 2014.

5) Norgren, L., et al.：Inter-Society Consensus for the Management of Peripheral Arterial Disease (TASC II). J Vasc Surg. **45**：S5-S67, 2007.

6) Yamauchi, Y., et al.：One-Year Outcomes of Endovascular Therapy for Aortoiliac Lesions. Circ Cardiovasc Interv. **12**：e007441, 2019.

7) Mwipatayi, B. P., et al.：Durability of the balloon-expandable covered versus bare-metal stents in the Covered versus Balloon Expandable Stent Trial(COBEST)for the treatment of aortoiliac occlusive disease. J Vasc Surg. **64**：83-94, 2016.

8) Iida, O., et al.：Drug-Coated Balloon vs Standard Percutaneous Transluminal Angioplasty for the Treatment of Atherosclerotic Lesions in the Superficial Femoral and Proximal Popliteal Arteries：One-Year Results of the MDT-2113

SFA Japan Randomized Trial. J Endovasc Ther. **25**：109-117, 2018.

9）Shishehbor, M. H., et al.：Total IN. PACT drug-coated balloon initiative reporting pooled imaging and propensity-matched cohorts. J Vasc Surg. **70**：1177-1191, 2019.

10）Gray, W. A., et al.：A polymer-coated, paclitaxel-eluting stent(Eluvia)versus a polymer-free, paclitaxel-coated stent(Zilver PTX)for endovascular femoropopliteal intervention(IMPERIAL)：a randomised, non-inferiority trial. Lancet. **392**：1541-1551, 2018.
　　Summary　下肢血管で新世代の薬剤溶出性ステントの成績が世界に衝撃を与えた.

11）Ohki, T., et al.：Outcomes of the Japanese multicenter Viabahn trial of endovascular stent grafting for superficial femoral artery lesions. J Vasc Surg. **66**：130-142, 2017.

12）Banerjee, S., et al.：Femoropopliteal Artery Stent Thrombosis：Report from the Excellence in Peripheral Artery Disease Registry. Circ Cardiovasc Interv. **9**：e002730, 2016.

13）Garcia, L. A., et al.：SUPERB final 3-year outcomes using interwoven nitinol biomimetic supera stent. Catheter Cardiovasc Interv. **89**：1259-1267, 2017.

14）Zeller, T., et al.：Drug-eluting balloon versus standard balloon angioplasty for infrapopliteal arterial revascularization in critical limb ischemia：12-month results from the IN. PACT DEEP randomized trial. J Am Coll Cardiol. **64**：1568-1576, 2014.

15）Mustapha, J. A., et al.：Drug-Coated vs Uncoated Percutaneous Transluminal Angioplasty in Infrapopliteal Arteries：Six-Month Results of the Lutonix BTK Trial. J Invasive Cardiol. **31**：205-211, 2019.

16）Katsanos, K., et al.：Risk of Death Following Application of Paclitaxel-Coated Balloons and Stents in the Femoropopliteal Artery of the Leg：A Systematic Review and Meta-Analysis of Randomized Controlled Trials. J Am Heart Assoc. **7**：e011245, 2018.
　　Summary　パクリタキセルデバイスと死亡率上昇に関して報告した. この文献発表後, 現在もパクリタキセルデバイスの使用に関して全世界で議論が繰り広げられている.

17）Katsuki, T., et al.：Mortality Risk Following Application of a Paclitaxel-Coated Stent in Femoropopliteal Lesions. J Endovasc Ther. **26**：593-599, 2019.
　　Summary　本邦からの報告ではパクリタキセルデバイスと死亡の因果関係は認められなかった.

18）Katsanos, K., et al.：Risk of Death and Amputation with Use of Paclitaxel-Coated Balloons in the Infrapopliteal Arteries for Treatment of Critical Limb Ischemia：A Systematic Review and Meta-Analysis of Randomized Controlled Trials. J Vasc Interv Radiol. **31**(2)：202-212, 2020.

PEPARS No.162：11-16, 2020

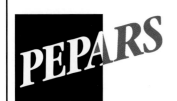

◆特集／重症下肢虚血治療のアップデート

重症下肢虚血に対する血管内治療のエンドポイント

宇都宮　誠[*1]　中村正人[*2]

Key Words：血管内治療（endovascular therapy；EVT），Angiosome concept, wound blush, インジゴカルミン（indigo carmine）

Abstract 重症下肢虚血（critical limb ischemia；CLI）に対する血管内治療（endovascular therapy；EVT）では，膝下病変を扱う場合は特に治療のエンドポイントの決定に悩むことが多い．安静時疼痛のみである場合には，One straight line を形成できれば症状が改善する可能性は高い．創傷を有する CLI では血行再建後の創傷治療の戦略によっても異なってくるが，創傷に血液を送り届けることが重要である．Angiosome concept を参考にして創部へ効率よく血流を送り届ける血管を治療し，最終的には wound blush（創傷周囲濃染像）を確認することができれば潰瘍治癒を高い確率で予測することができ，治療のエンドポイントとなり得る．創周囲に血流が届いているか否かを確かめるには血管内治療後に色素を注入し，創部が染まるか否かを体表面から確認する方法もある．

はじめに

重症下肢虚血（critical limb ischemia；CLI）に対する血行再建の方法としてはバイパス手術と血管内治療（endovascular therapy；EVT）があるが，症例によっては同等の成績を残せることが明らかとなり[1]，EVT が選択される例が増加しつつある．EVT はバイパス手術と比較すると血流量が少ないことと開存期間が短いことが知られている．しかしながら最大のメリットは低侵襲であることと，繰り返し行うことができる点にある．高齢者や透析，その他心血管合併症を抱えた患者に対しては EVT のメリットの方が上回ることも多い．しかし CLI 患者，特に膝下動脈病変を対象にした

EVT は手技的に難しい例も多く，どんな血管でも開けられるというわけではない．石灰化病変，長区域閉塞病変そして Poor run off（病変の末梢側，足背動脈や足底動脈に狭窄・閉塞がある状況，中枢側を治療しても血流が得られにくい）は治療不成功・予後不良の予測因子である[2]．Poor run off，特に Desert foot と言われる足関節以下に血管が視認できないような状況では血行再建は極めて困難となる．CLI に対する EVT で膝下血管をすべて開けることは多くの症例で技術的に困難である．そのため，術者はどこまで治療したらよいのか，どこで治療をやめてよいのか，悩まされることが多い．いわゆる EVT のエンドポイントであるが，かつては One straight line（足首まで？）と言われていたが，症例を積み重ねてみるとただ単に 1 本開けただけでは不十分な症例も経験した．現在においても明確な治療のエンドポイントは確立されたとは言い難いが，これまでに明らかとなっているデータと筆者の考えから概説する．

---

*[1] Makoto UTSUNOMIYA, 〒153-8515　東京都目黒区大橋 2-22-36　東邦大学医療センター大橋病院循環器内科
*[2] Masato NAKAMURA, 同, 教授

EVT のエンドポイントは個々の症例で異なる

EVT のエンドポイントは患者の状態と EVT を行う目的，さらにその後に創傷治療の方法によって全く異なるため明確な基準を設けることは難しい．虚血性安静時疼痛（Rutherford class Ⅳ）の患者に対する血行再建では One straight line の確立で症状が緩和されることが多い．Rutherford class Ⅳ の患者に対する EVT では創傷治癒を目的とした EVT よりも長期の開存が必要となるため，ある程度の期間の開存が期待される病変すなわち膝上病変か膝下単独病変であれば近位部病変への治療にとどめるべきであり，長区域の閉塞病変に複雑な治療を行っても意味はないことが多い．血行再建にこだわり過ぎず，近位部病変の治療以外に関しては補助的な治療（薬物治療・脊髄刺激療法など）を組み合わせて行った方が患者へのメリットは大きいであろう．

創傷を有する CLI に対する EVT では，その後の治療戦略によって EVT のエンドポイントは異なってくる．EVT の目的は虚血組織に血液を（酸素を）送り込み潰瘍を治癒させることにある．浅い潰瘍のみの創傷であり，血行再建が終われば保存的治療のみで潰瘍治癒が期待できる症例では，創傷に血流を送り，創傷治癒に必要なエネルギーを創部に送り込むことが EVT の目的となる．血行再建後に小切断が必要となる創傷では，その後の創傷治療の方法によって血流を送るべき部位は違ってくる．足底の皮膚を皮弁に用いる場合には足底動脈の血行再建が重要と考えられるため何が何でも足底動脈を開けなければならない．足趾の小切断を行う予定で開放創とする予定ならば足背動脈もしくは足底動脈のいずれかが切断端の近傍まで十分に血流を供給していることが重要であろう．すなわち，EVT のエンドポイントは個々の症例の創傷治療の手段によって異なるため，EVT 術前の段階で，創傷治療の戦術についてカテーテル治療医も熟知しておく必要があると言える．また，EVT の結果によってその後の創傷治療の戦術

を変更させる必要が出てくる場合もあるかもしれない．小切断の断端に十分な血流があると判断すれば閉創して手術を終えるかもしれないし，血流がそこまでではないと判断されれば，より中枢側での切断に踏み切る必要が出てくるかもしれない．創傷治療を担当する先生も血管造影の所見と，どの程度の開存が見込めるかについて EVT を担当した医師と情報を共有する必要があるだろう．

EVT のエンドポイントの決め方と Wound blush

創傷を有する CLI 患者に対する EVT のエンドポイントは，その後の創傷治療の方法によるものの，簡単に考えれば傷のところに血流を届ければよい．切断するならその切断ラインに血流を送ればよいということになる．治療前のストラテジーとしては Angiosome コンセプトを参考にして，どの血管を開ければ血流が創部に届くのかを考えることは重要である[3]．しかしながら現実的には予定した血管を予定通り開けられるわけではなく，開けられる血管を開けられるだけ開けるという考え方で治療に臨まざるを得ない症例がほとんどであろうと思う．Angiosome コンセプトで直接血流を得られる血管を狙えればそれを，そうでなければ非直接血流となる血管であってもまずは 1 本開ける．開けられる血管の治療が終わった段階で創傷周囲に血流が届いているかを評価し，側副血行路を介したものであったとしても，創部に血流がスムースに流れ込んでいるようであれば創傷治癒を期待できる．創周囲に血流が届いているかを評価する方法として，血管造影を行った際の創周囲濃染像（Wound blush）を評価する方法がある[4]．

Wound blush を評価するためには，血管造影（DSA）検査が必須である．足部を内側から撮影した側面像に加え，外側＋頭側から足部を広く撮影した正面像を撮影することによって評価することが可能となる（図 1）．膝窩動脈より造影剤を 10 cc 程度注入し DSA 撮影を行い，創周囲に Wound blush が認められるか否かを評価する（図 2）．

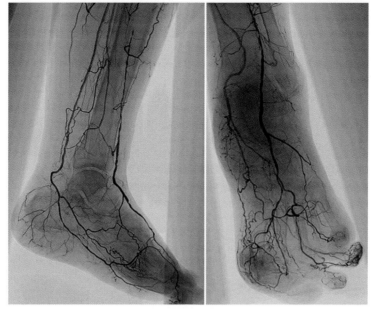

a|b

図 1. 足関節以下の血管撮影の方法
a は側面像, b は正面像である. 正面像はやや外側, さらに頭側から
撮影することで足部を全体的に写すことができる. Wound blush を
評価するには必須の撮影である.

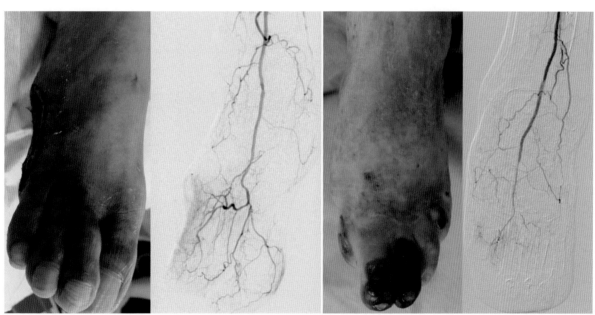

a|b

図 2. Wound blush 陽性例(a)と陰性例(b)
a, b ともに CLI 患者に対する EVT 後の撮影である. a では写真に示
すような部位に創傷を認めるが, 創部に造影剤の stain を認める. しか
し b では全く見られない.

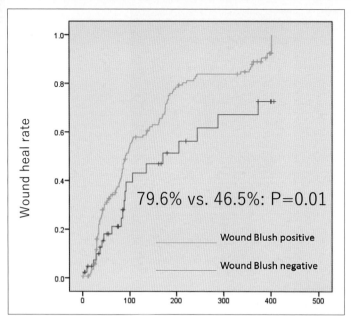

79.6% vs. 46.5%: P=0.01

——— Wound Blush positive

——— Wound Blush negative

		0	90	180	270	360
WB＋	No at risk	142	63	32	18	12
	％	0	49	72	84	88
WB－	No at risk	43	17	11	7	5
	％	0	36	51	62	73

図 3.
Wound blush 陽性群と陰性群の潰瘍治癒率の比較
（文献 5 より引用）
Wound blush（WB）陽性群では陰性群と比較して有意に潰瘍治癒率が高い．陰性群でも 46％の潰瘍治癒率となっているが，これはより中枢側で治療を行い成功している例も含めているためであり，陰性であった傷がそのまま治癒する確率はかなり低いことが考えられる．

表 1．各種血管造影所見と潰瘍治癒に関する多変量解析（文献 5 より引用）
膝下動脈を何本開けたか，足首以下の血管を何本開けたかということ以上に Wound blush は潰瘍治癒を予見するうえで重要な血管造影所見であることがわかる．

	Unadjusted HR（95%CI）	Adjusted HR（95%CI）
Number of patent BK vessels（0〜3）	0.96（0.77−1.78）（p=0.667）	0.85（0.66−1.10）（p=0.226）
Number of patent BA vessels（0〜2）	1.23（0.93−1.63）（p=0.141）	1.24（0.88−1.75）（p=0.225）
Pedal arch	1.12（0.79−1.59）（p=0.524）	0.90（0.61−1.33）（p=0.597）
Direct flow	1.06（0.75−1.50）（p=0.736）	1.10（0.743−1.63）（p=0.629）
Wound blush	1.85（1.15−2.98）（p=0.012）	1.84（1.11−3.05）（p=0.019）

In the multivariate Cox model, all the variables listed in the table were entered to obtain adjusted hazard ratios. CI=confidence interval, HR=hazard ratio, BA=below the ankle, BK= below the knee

DSA 撮影であるため十分な鎮痛・鎮静を行い，足が動かないよう工夫する必要がある．筆者は EVT 後の Wound blush の有無と創傷治癒との関連について検討し，Wound blush が陽性であった場合の創傷治癒率は陰性であった場合と比較し有意に良好であったことを報告した（図 3）．また，そのほかの血管造影所見（膝下動脈の開存している血管の本数，足首以下の開存している血管の本数，Pedal arch の有無など）と比較しても Wound blush の有無が潰瘍治癒を予測するうえで最も有用な所見であることが明らかとなった[5]（表 1）．Wound blush は創傷治癒を予測し得る最も重要な血管造影所見であり，陽性を確認できれば治療のエンドポイント考えることのできる非常に有用なサインであると言える．

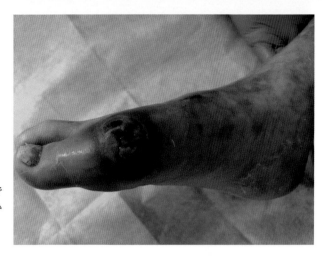

図 4.
インジゴカルミン造影の所見
膝窩動脈よりインジゴカルミンを注入することで
創部が青く染まる．このことで血流が創部へ届い
ていることを評価することが可能となる．

Wound blush の問題点と
その他の創傷周囲血流評価法

Wound blush は非常に有用な評価方法ではあるが問題点もある．Wound blush は DSA 撮影が必須であるため不随意運動など足が動いてしまう人では評価が難しい．また造影剤を使用するため腎機能障害のある患者では DSA での複数回の撮影は躊躇されることもある．要は創傷の周囲に血流が届いているか否かを評価したいのであれば色素を用いた評価方法も有用である．インジゴカルミンは上部消化管内視鏡検査や腎機能の評価に使用される試薬であり，動注することで創部が青色に染まり，それを体表から観察することで創傷血流を評価することが可能となる（図4）．本邦からの報告では，インジゴカルミン注入法を用いた評価方法で，インジゴカルミンによる創部濃染が認められた群と認められなかった群では創傷治癒率が有意に異なるとする報告もある[6]．筆者も行った経験があるが，血流が創部に届いていれば，動注後数秒で創部は青く染まり，血流があることがわかる．その後数十秒で色は薄くなっていくが，数時間は青っぽい色が持続するため病棟帰室時に患者や看護師が驚いてしまうことがあり注意を要する．体表からの観察であるため体動のある人にも使いやすく，腎機能への影響がない点が利点であると言える．Wound blush やインジゴカルミンは心臓カテーテル検査室で EVT のエンドポイン

トを決定するために，その場で即座に行える方法であるが，EVT で得られた血流がいつまで保たれるのかということはわからない．もしかしたら治療翌日には開けた血管が閉塞してしまっているかもしれない．術後の follow-up には皮膚灌流圧（Skin perfusion pressure；SPP）や診察所見と合わせて評価していく必要がある[7]．

まとめ

CLI 患者に対する EVT のエンドポイントとして Wound blush は簡単かつ有用である．まずは開けやすい血管から治療し，Wound blush を評価し，陽性であるならば創傷治癒を予見し得ると判断しそこでエンドポイントとしてよい．陰性であったとしてもその後の創傷治療の戦術を決定するうえで重要な所見であるため，どこまで血流が来ているかを評価することは大切なことである．創傷周囲の血流を評価する方法としてはインジゴカルミンを注入する方法も有用である．

参考文献

1) Iida, O., Takahara, M., Soga, Y., Kodama, A., Terashi, H., Azuma, N.；SPINACH Investigators：Three-year outcomes of surgical versus endovascular revascularization for critical limb ischemia：The SPINACH Study（Surgical Reconstruction Versus Peripheral Intervention in Patients With Critical Limb Ischemia）. Circ Cardiovasc Interv. **10**(12)：2017.

Summary 本邦における CLI 患者に対する EVT とバイパス術の成績を比較した研究.

2) Shiraki, T., et al. : Predictors of delayed wound healing after endovascular therapy of isolated infrapopliteal lesions underlying critical limb ischemia in patients with high prevalence of diabetes mellitus and hemodialysis. Eur J Vasc Endovasc Surg. **49**(5) : 565-573, 2015.
Summary CLI 患者の予後不良因子に関する検討.

3) Iida, O., et al. : Impact of angiosome-oriented revascularization on clinical outcomes in critical limb ischemia patients without concurrent wound infection and diabetes. J Endovasc Ther. **21**(5) : 607-615, 2014.
Summary Angiosome concept の有用性に関する研究.

4) Utsunomiya, M., et al. : Impact of wound blush as an angiographic end point of endovascular therapy for patients with critical limb ischemia. J Vasc Surg. **55**(1) : 113-121, 2012.

5) Utsunomiya, M., Takahara, M., Iida, O., Yamauchi, Y., Kawasaki, D., Yokoi, Y., Soga, Y., Ohura, N., Nakamura, M. ; OLIVE Investigators : Wound blush obtainment is the most important angiographic endpoint for wound healing. JACC Cardiovasc Interv. **10**(2) : 188-194, 2017.
Summary Wound blush が潰瘍治癒を予見し得る血管造影所見として有用であることを検討した.

6) Higashimori, A., et al. : Utility of indigo carmine angiography in patients with critical limb ischemia : Prospective multi-center intervention study(DIESEL-study). Catheter Cardiovasc Interv. **93**(1) : 108-112, 2019.
Summary インジゴカルミン血管造影による潰瘍治癒予測に関する研究.

7) Utsunomiya, M., et al. : Predictive value of skin perfusion pressure after endovascular therapy for wound healing in critical limb ischemia. J Endovasc Ther. **21**(5) : 662-670, 2014.
Summary 皮膚灌流圧(SPP)と潰瘍治癒率に関する研究.

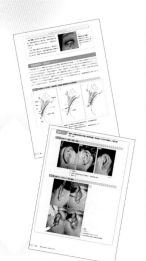
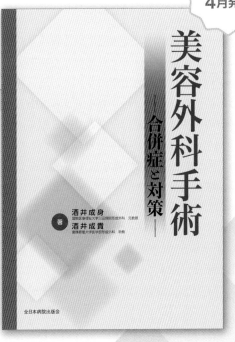

PEPARS No.162：18-24, 2020

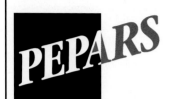

◆特集／重症下肢虚血治療のアップデート

重症下肢虚血に対する血管内治療のタイミング

福永 匡史*

Key Words：重症下肢虚血(critical limb ischemia)，血管内治療(endovascular treatment)，創傷治療(wound care)，再血行再建術(target lesion re-vascularization)

Abstract 重症虚血肢患者に対する創傷治療において，完全治癒を得るまでには長期間を要し複数回のカテーテル治療が必要になる．創傷治癒を得るために早期に再血行再建術を繰り返す Planned-endo-vascular-therapy(Planned-EVT)が創傷治癒期間を短縮すると考え検討を行った．2013年1月から2015年12月までに2回以上の下肢動脈に対する血管内治療を必要とした組織欠損を有する52肢(従来治療群)と，2016年1月から2016年10月までに同様に治療された37肢(Planned-EVT群)を本研究に登録した．従来治療群は皮膚灌流圧の低下，創傷治癒遅延を認めた際に再血行再建術を行い，Planned-EVT群は2か月ごとに傷が治癒するまで再血行再建術を行った．両群における創傷治癒率および治癒期間を評価した．

両群の総血管内治療回数差は認めなかった．創傷治癒率も両群間に差は認めなかったが(従来治療群 vs Planned-EVT群；71.2% vs 73.0%，p＝1.0)，創傷治癒期間は Planned-EVT群において有意に短くなった(143日 vs 95日，p＝0.0245)．Planned-EVT は創傷治癒期間を短縮できる効果的な治療と考える．

はじめに

我々が普段治療に従事している重症下肢虚血は末梢動脈疾患におけるより進行した病態である．血管内治療は外科的治療のリスクが高い患者における治療のひとつでありガイドライン上も血管内治療の推奨はされている一方で，飯田らの報告では血管内治療の高い再狭窄率も報告されている[1]~[3]．また，本邦の重症虚血肢患者を登録した多施設研究である OLIVE レジストリーからの報告によると重症虚血肢患者の約25%が大切断を余儀なくされている[3]．組織欠損を有する Ruther-ford 分類5～6の患者の創傷治療を行う際に，完全治癒を得るまでに複数回の血管内治療が必要となる一方で，治癒に非常に長い時間を必要とされ

る．創傷治療を行う際に治療血管の再狭窄率は問題であり，血流の低下によって引き起こされる創傷治癒遅延もまた問題である．血管内治療後の再血行再建術の一般的な介入は，創傷治癒遅延を認め，また皮膚灌流圧(Skin Perfusion Pressure；SPP)の低下を認めた際に行われることが多い．しかし，このアプローチでは創傷治癒までの期間が長く，それによりリハビリテーションの遅れや社会復帰への時間がかかるといった問題を抱えていた．我々は，完全創傷治癒を得るために，より早期に再血行再建術を行うことで一定の血流を維持し，創傷治療期間を短縮することができるのではないかと考えた．そこで，定期的なカテーテル治療を Planned-endovascular-therapy(Planned-EVT)と定義し，Planned-EVT が創傷治癒期間を短縮できるか検討したので次に報告する[4]．

* Masashi FUKUNAGA, 〒536-0025 大阪市城東区森之宮2丁目1-88 森之宮病院循環器内科・下肢救済センター

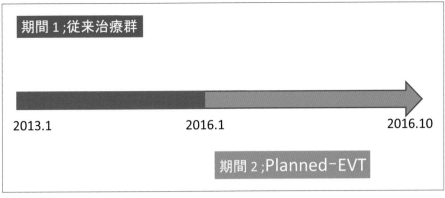

図 1. （文献 4 より引用）

方　法

1．研究デザイン・目的

　2013 年 1 月から 2016 年 10 月までに 244 肢, 175 人の潰瘍, 壊疽を認める患者が当院に入院した. 6 人は外科的バイパス術に紹介され, 238 肢, 169 人の Rutherford 分類 5～6 に対して血管内治療を行った. 初回の血管内治療で傷が完治した 149 肢を除外し, 少なくとも 2 回以上の血管内治療を必要とした 89 肢, 76 人の患者を本研究に登録した. 2013 年 1 月から 2015 年 12 月までは従来通り, SPP の低下や創傷治癒遅延を認めた際に再血行再建術（target lesion revasculization；TLR）を行った（従来治療群）. 一方で 2016 年 1 月から 10 月までは SPP の数値を指標とせず, 2 か月毎に定期的に血管造影を行い, 再狭窄を認めた際に TLR を行った（Planned-EVT 群）（図 1）.

2．血管内治療・血管造影評価

　重症虚血肢の診断として血管評価を血管エコーまたは CT 検査で行い, 虚血肢の評価のために SPP を用いた. 血管造影（DSA）検査は EVT の前に行われ, EVT は病変の狭窄率が DSA 画像で 75％以上の際に行った. Angiosome に従い治療対象血管を同定したが, 潰瘍, 壊疽の大きさによって追加での EVT も行われた.

　全ての治療は患側の大腿動脈より順行性に行われ, 4.5 Fr ガイディングシース（Parent Plus™ 45 Medikit, Tokyo, Japan）を用いて開始された. 術前の抗血小板薬としてアスピリンとシロスタゾールまたはクロピドグレルの内服を EVT の 1 週間

前から行った.

　通常通りの手技で EVT を行い, ワイヤー通過後に対象血管径に合わせた通常バルーンにて拡張を行い, 残存狭窄率 30％未満を手技成功とした.

3．TLR のタイミング

　従来治療群は創傷治癒遅延を認めた場合, または SPP 値が術後より低下した際に TLR が行われた. また, Planned-EVT 群においては, SPP の低下を評価することなく, 2 か月ごとに EVT を施行し, 創傷完全治癒するまで TLR が行われた.

4．潰瘍評価

　治療前に, コントロールとなる創傷部位の写真撮影を行い, follow 時も同様に撮影された. すべての傷は虚血肢を専門に評価できる形成外科医と循環内科医によって行われた.

5．主要評価項目

　創傷治癒期間, 完全創傷治癒率に関して 2 群間で評価を行った.

6．統計解析

　データは平均値±標準偏差（SD）として報告した. 連続変数を対なし t 検定または Mann-Whitney U 検定を用いて検討した. 中央値や名義変数を χ^2 または Fisher の直接確率検定により比較した. 創傷治癒率の曲線を Kaplan-Meier 法で推定し, Log-rank 検定で比較した.

結　果

　全ての症例において合併症なく手技が成功した. 従来治療群は 52 肢（43 人）, Planned-EVT 群は 37 肢（33 人）が本研究に登録されている.

表 1. 患者背景(文献 4 より引用)

	従来治療群 (n＝43)	Planned-EVT (n＝33)	p value
年齢	73±9	73±12	0.85
Body mass index	21.2±3.1	21.1±3.7	0.79
男性(%)	27(62)	24(73)	0.82
高血圧(%)	30(70)	28(85)	0.59
脂質異常症(%)	19(44)	16(48)	1.00
糖尿病(%)	26(60)	24(73)	0.81
喫煙歴(%)	18(42)	17(52)	0.82
透析(%)	26(60)	26(79)	0.33
抗血小板薬			
アスピリン(%)	20(47)	21(64)	0.36
クロピドグレル(%)	24(56)	16(48)	0.25
シロスタゾール(%)	20(47)	12(36)	0.36
抗凝固薬(%)	7(16)	5(15)	1.00

症例数(%)または平均値±SD

表 2. 下肢背景(文献 4 より引用)

	従来治療群 (n＝52)	Planned-EVT (n＝37)	p value
右/左	21(40)/31(60)	21(57)/16(43)	0.14
Rutherford class 5/6	43(83)/9(17)	31(84)/6(16)	1.0
潰瘍部位			
つま先	49(94)	35(95)	1.0
足背	11(21)	9(24)	0.80
足底	11(21)	8(22)	1.0
踵	5(10)	3(8)	1.0
創部感染	36(69)	18(49)	0.078

症例数(%)

表 3. 対象血管背景(文献 4 より引用)

	従来治療群 (n＝52)	Planned-EVT (n＝37)	p value
標的病変			0.23
腸骨・大腿・膝下病変	6	1	0.40
大腿・膝下病変	26	22	1.00
膝下病変	20	14	0.08
膝下開存血管数(治療前)			0.02
0/1/2/3	13/28/11/0	17/17/3/0	
膝下開存血管数(治療前)中央値	1, IQR, 0.75-1.0	1, IQR, 0-1	0.003
膝下開存血管数(治療後)			0.38
0/1/2/3	0/8/38/6	0/10/14/13	0.90
膝下開存血管数(治療後)中央値	2, IQR, 2-2	2, IQR, 1-3	0.15
総 EVT 回数	2, IQR, 2-3	2, IQR, 2-3	0.90

症例数(%)または平均値±SD
IQR；interquartile range
EVT；endovascular therapy

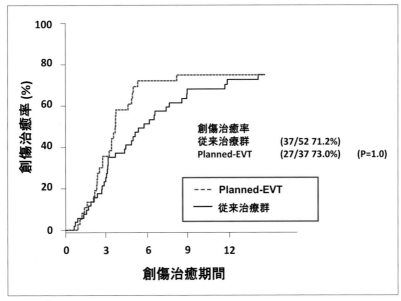

図 2. (文献 4 より引用)

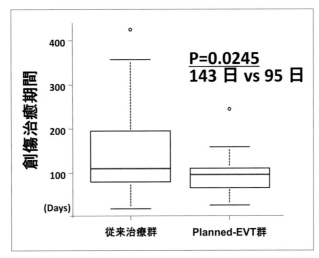

図 3. (文献 4 より引用)

患者背景，下肢背景，血管造影による標的血管に関しては表1〜3に記載するが，両群間に統計学的有意差は認められなかった．

傷の局在の多くは足趾であり，半数以上の患者において限局性の感染を認めたが，いずれも両群間に統計学的差は認められなかった．

EVT 前の膝下動脈の開存に関しては Planned-EVT 群で有意に少なく（1.0, interquartile range ［IQR］, 0-1.0 versus 1, IQR, 0.75-1.00, p＝0.02），術後の膝下動脈の開存は両群間で統計学的差は認められなかった（2.0,［IQR］, 2.0-2.0 versus 2, IQR, 1.0-3.0, p＝0.38）.

創傷治癒に関しては 65 肢において完全治癒を得られた．治癒率は両群間に差は認めなかったが（71.2% vs. 73.0%；p＝1.0, 図 2），創傷治癒期間に関しては Planned-EVT 群において有意に短かった（143±99 days versus 95±48 days；p＝0.0245, 図 3）．総治療回数において両群間に差は認めておらず，両群ともに 2 回の EVT が行われた（2.0,［IQR］, 2.0-3.0 versus 2, IQR, 2.0-3.0, p＝0.90, 表3）.

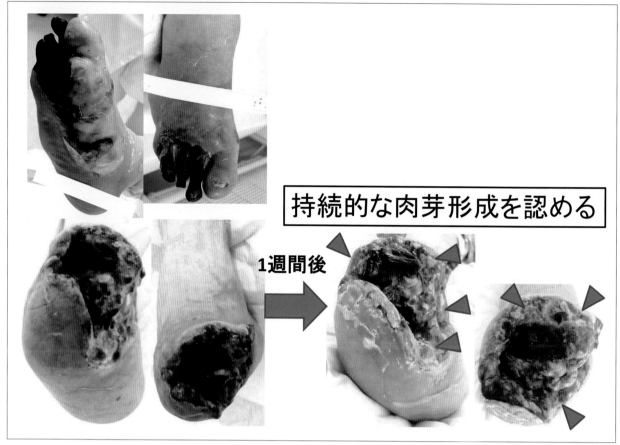

持続的な肉芽形成を認める

1週間後

図 4.

考　察

　本研究の主たる目的は，Planned-EVT が組織欠損を有する重症虚血肢における標準的治療になるかを評価することであった．Planned-EVT は創傷治癒期間の短縮が期待される．本研究における創傷治癒率は両群において同等であり 70％以上の創傷が再血行再建術を行うことで完全治癒を得ることができた．過去の報告では組織欠損を有する症例では 1 年後の創傷治癒率は 54〜86％であった[5)〜8)]．血行再建術は有用であるが創傷治癒が得られない患者も存在する．過去の報告では創傷治癒には血流，感染の程度，創傷マネージメントが関係すると報告されている[3)9)]．Castronuovo らは重症虚血肢患者において SPP を術後に評価することは微小循環を評価するために有用であり，SPP 値が 40 mmHg 以上であることが創傷治癒に寄与すると報告されている[10)]．治療後の血管

が再狭窄，再閉塞を起こすことで創部への血流が低下し，その結果創傷治癒遅延が生じる．我々は過去に血流の低下，微小循環の悪化が創傷治癒における因子であると報告した[11)]．血流を低下させることなく，創傷ケアをすることが完全治癒を得るためには重要であり，血流の観点からは外科的バイパス術はより良い治療と考えられる．外科的バイパス術と EVT を比較した大切断回避率の検討では，外科的バイパス術の成績がよいが[12)]，バイパスが開存しているにもかかわらず約 10％の大切断が報告されている[13)]．EVT は重症虚血肢患者における膝下動脈以下の治療に許容される治療手段と考えられる．

　創傷治癒遅延は，生活の質を下げ，社会復帰に悪影響を与えるが，我々の治療はそういった患者に恩恵を与えると考える．

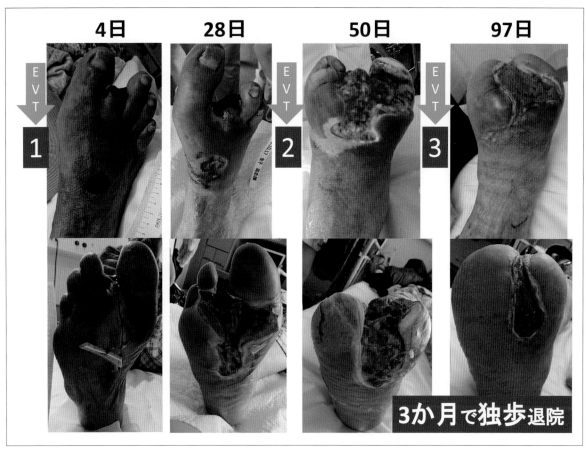

図 5.

結 語

Planned-EVT は組織欠損を有する重症虚血肢患者の創傷治癒期間の短縮に有効と考える.

実際の症例

最後に当院での治療の実際をお示しする(図4, 5).

全ての患者に Planned-EVT が適応されるわけではなく, 1つの目安として血行再建術後に創傷治癒傾向を認める患者に対して行っている.

図4に示すように, 血行再建術後に壊死組織のデブリドマンを施行し, 創床から肉芽増殖を認めた症例に対して行う. 図5の症例は血行再建術後にカテーテル検査・治療室で足趾切断および足底腱膜の切開排膿を行った. その後感染コントロールが行われ, 良好な肉芽増殖を認めたために Planned-EVT を行った. 28日後の血管造影では再狭窄を認め, 同部位にバルーン拡張術を施行し, 更に良好な肉芽増殖を認めた.

その後, 入院50日後に Planned-EVT 行い, 植皮術を行い良好な生着を認めた.

このように, あくまでも創傷治療を円滑に行うための Planned-EVT であり, 広範囲の傷に対して良好な成績を示す. 救肢, 歩行能力維持のために, 血行再建術の方法が EVT しかないような症例に対しては, Planned-EVT が治療期間の短縮に影響するために, 早期完全治癒を望む患者に対しては有効な手段として活用している.

参考文献

1) Dormandy, J. A., Rutherford, R. B.：Management of peripheral arterial disease(PAD). TASC Working Group. TransAtlantic Inter-Society Consensus(TASC). J Vasc Surg. **31**：S1-S296, 2000.

2) Norgren, L., et al.：TASC Ⅱ Working Group. Inter-Society Consensus for the Management of Peripheral Arterial Disease（TASC Ⅱ）. Eur J Vasc Endovasc Surg. **33** Suppl 1：S1-S75, 2007.

3) Iida, O., Nakamura, M., et al；OLIVE Investigators：Endovascular treatment for infrainguinal vessels in patients with critical limb ischemia：OLIVE registry, a prospective, multicenter study in Japan with 12-month follow-up. Circ Cardiovasc Interv. **6**：68-76, 2013.

4) 福永匡史，川﨑大三：組織欠損を有する重症虚血肢患者に対する Planned Endovascular Therapy の有用性. 下肢救済・足病医学会誌. **10**：126-130, 2018.

5) Söderstrom, M., et al.：The influence of the characteristics of ischemic tissue lesions on ulcer healing time after infrainguinal bypass for critical leg ischemia. J Vasc Surg. **49**：932-937, 2009.

6) Chung, J., et al.：Wound healing and functional outcomes after infrainguinal bypass with reversed saphenous vein for critical limb ischemia. J Vasc Surg. **43**：1183-1190, 2006.

7) Azuma, N., et al.：Factors influencing wound healing of critical limb ischemia foot after bypass surgery：is the angiosome important in selecting bypass target artery?. Eur J Vasc Endovasc Surg. **43**：322-328, 2012.

8) Rocha-Singh, K. J., et al.：Major adverse limb events and wound healing following infrapopliteal artery stent implantation in patients with critical limb ischemia：the XCELL Trial. Catheter Cardiovasc Interv. **80**：1042-1051, 2012.

9) Kawarada, O., et al.：Predictors of adverse clinical outcomes after successful infrapopliteal intervention. Catheter Cardiovasc Interv. **80**：861-871, 2012.

10) Castronuovo, J. J. Jr., et al.：Skin perfusion pressure measurement is valuable in the diagnosis of critical limb ischemia. J Vasc Surg. **26**：629-637, 1997.

11) Fukunaga, M., et al.：Vascular flow reserve immediately after infrapopliteal intervention as a predictor of wound healing in patients with foot tissue loss. Circ Cardiovasc Interv. **8**(6)：pii：e002412, 2015. DOI https://doi.org/10.1161/CIRCINTERVENTIONS.115.002412

12) BASIL participants：Bypass versus angioplasty in severe ischemia of the leg（BASIL）：Multicentre, randomized controlled trial. Lancet. **366**：1925-1934, 2005.

13) Berceli, S. A., et al.：Efficacy of dorsal pedal artery bypass in limb salvage for ischemic heel ulcers. J Vasc Surg. **30**：499-508, 1999.

PEPARS No.162：25-34, 2020

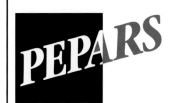

◆特集／重症下肢虚血治療のアップデート

重症下肢虚血に対する外科的
バイパス術の適応

菊地信介*1　東　信良*2

Key Words：包括的高度慢性下肢虚血(Chronic limb-threatening ischemia), Global Vascular Guidelines, Wound Ischemia foot Infection(WIfI)分類，末梢バイパス術(Distal bypass grafting), 血管内治療(Endovascular therapy)

Abstract　　Global Vascular Guidelines(GVG)が2019年に提唱され，包括的高度慢性下肢虚血(Chronic limb-threatening ischemia；CLTI)という概念が確立したことで，かつて重症虚血肢(Critical limb ischemia；CLI)のみに着目した時代が終了した．CLTIには，末梢動脈疾患によるCLIをはじめ，中等度の虚血に留まるが，神経障害や感染で足趾切断など下肢イベントに移行し得る病態が包括的に含まれる．足病に携わる医療スタッフは，CLTIという多岐に渡る患者群において，個々の足部重症度と病態を適切に診断し，かつ治療に導く必要がある．特にWound Ischemia foot Infection(WIfI)分類で示される虚血重症度(WIfI-Ischemia)，これに創部と感染重症度を加味した足部重症度(WIfIステージ)は血行再建の適応に大きく関与する．さらに下肢動脈病変の解剖学的条件から，患者毎に外科的バイパス術か血管内治療かの血行再建法を客観的に選択する時代に移行した．患者背景の複雑化したCLTI症例，特に虚血重症度の高度な症例は，虚血性心疾患や脳血管疾患の合併から全身状態を加味した血行再建の適応選択が迫られる．本稿では，GVGに則った外科的バイパス術の適応とともに，当施設で麻酔科と共同で確立した下肢神経ブロック麻酔下末梢バイパス術について述べる．

新たに確立された
Global Vascular Guidelines の理解

　重症虚血肢(Critical limb ischemia；CLI)という概念は，足病を扱うメディカルスタッフにとって耳慣れた言葉であるが，さらに重要な概念として「包括的高度慢性下肢虚血(Chronic limb-threatening ischemia；CLTI)」の認識が臨床上重要となってきた．我々が足病に携わる際に目に映る光景は，決して高度虚血だけなく，神経障害性潰瘍や感染も含まれることは多くのスタッフが経

験しているはずである．この現状は本邦だけでなく，世界共通の足病問題として取り上げられ，2017年にESC(European Society of Cardiology)/ESVS(European Society for Vascular Surgery)ガイドラインではじめてその概念が誕生した．さらに2019年4月にGlobal Vascular Guidelines(GVG)を通じて，CLTIに対する世界共通の治療方針が提言された[1]．このように，CLIはCLTIの概念の一部として扱われることとなった(図1)．CLTIに直面する我々がはじめに理解すべきことは，CLTIには下肢・足趾切断などの下肢イベントに移行し得る様々な足の病態が包括的に含まれていることである．CLTIに直面するにあたり，患者個々の病態を把握し，足部虚血の有無から血行再建の要否の判断や，CLIに対して行われる血行再建術についても，バイパスを代表とする外科

---

*1 Shinsuke KIKUCHI，〒078-8510　旭川市緑が丘東2条1丁目1番1号　旭川医科大学外科学講座血管・呼吸・腫瘍病態外科学分野，助教
*2 Nobuyoshi AZUMA，同，教授

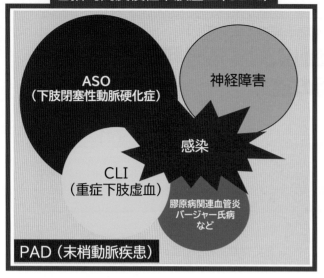

図 1.
包括的高度慢性下肢虚血(Chronic limb-threatening ischemia；CLTI)の概念
重症虚血(CLI)だけでなく，中等度の虚血に神経障害や感染を合併することで，肢が切断に晒される病態も臨床上重要であることが考慮された．このように，CLTI は PAD 合併が必須の疾患群であり，肢が危機的状況に陥るような病態が包括的に含まれる概念として誕生した．

的血行再建術，カテーテルを用いる Endovascular therapy(EVT)による再建法がどのような患者に適しているのかを理解しなければならない時代に移行した．つまり，CLTI の加療には，施設の得意・不得意に左右されない，客観的なエビデンスに則った患者診断と患者個々に必要な加療を提供しなければならない時代になりつつある(血行再建に至っては Evidenced-based revascularization というワードが使用されるようになってきている)．

次項以降では，GVG が提供する診断ツールとして最も重要な ① Wound Ischemia foot Infection (WIfI)分類で規定される足部創部の重症度(創部の大きさや場所，虚血の強さ，感染の有無)について解説し，血行再建の要否を理解した後に，さらに ② 動脈の解剖学的条件(狭窄や閉塞程度やその病変長，閉塞部位，石灰化の合併)から血行再建法の適性の解説に移行する．続いて，③ 患者背景と予後推定についての筆者らの考えを述べる．GVG では，これらの 3 本柱を把握した上で，総合的に血行再建法を決定するように推奨されている．このようなフローを理解した上で，外科的バイパス術の適応，さらには当教室で積極的に導入している低侵襲性を目指した下肢ブロック麻酔下末梢バイパス術について記述する．

血行再建術に必要な臨床情報の 3 本柱の 1 つ：WIfI 分類で規定される足部重症度

冒頭でも示した通り，切迫した下肢病変に必ずしも全例が CLI を合併しているわけではない．これは足部潰瘍や壊死病変に対して全例に血行再建を必要としないことを意味する．CLTI という概念が誕生する前は，CLI に対してのみ血行再建術の適応としていた．しかしながら，CLTI の重要性が説かれてからは，虚血程度が中等度であっても，組織欠損が拡大する重症な感染が合併する際には，血行再建の対象とされるべきであると，血行再建に対する認識が変化している．

2019 年に GVG が提唱されたことで，創部の大きさや部位による重症度(Wound：W)，ABI や TCPO$_2$ や SPP で規定される足部虚血の具体的な重症度(Ischemia：I)，感染合併の重症度(foot Infection：fI)が明確になされたことで合計で 64 分類化され，さらに 1 年後の大切断に至る推定が Very low(WIfI ステージ 1)，Low(WIfI ステージ 2)，Moderate(WIfI ステージ 3)，High(WIfI ステージ 4)の 4 ステージで表現される(表 1)[2]．特に評価で注意を要するのは Ischemia である．本邦の CLTI を合併する症例の特徴は 80% に及ぶ糖尿病の合併である．糖尿病は，ある程度の血管径を

表 1. Wound Ischemia foot Infection（WIfI）分類の理解

	Ischemia-0				Ischemia-1				Ischemia-2				Ischemia-3			
W-0	VL	VL	L	M	VL	L	M	H	L	L	M	H	L	M	M	H
W-1	VL	VL	L	M	VL	L	M	H	L	M	H	H	M	M	H	H
W-2	L	L	M	H	M	M	H	H	M	H	H	H	H	H	H	H
W-3	M	M	H	H	H	H	H	H	H	H	H	H	H	H	H	H
	fI-0	fI-1	fI-2	fI-3	fI-0	fI-1	fI-2	fI-3	fI-0	fI-1	fI-2	fI-3	fI-0	fI-1	fI-2	fI-3

Wound（W）	Ischemia（I）	foot Infection（fI）
W-0：創部なし（安静時痛）	I-0：ABI＞0.8 　　　TCPO₂, SPP≧60 mmHg	fI-0：感染兆候なし
W-1：足趾潰瘍（腱・骨露出なし）	I-1：ABI 0.6～0.79 　　　TCPO₂, SPP 40～59 mmHg	fI-1：局所腫脹・硬結・圧痛・熱感 　　　潰瘍周辺の発赤（2 cm 未満） 　　　膿性分泌物の合併
W-2：足趾潰瘍（腱・骨露出あり） 　　　足趾壊死 　　　踵の浅い潰瘍（表層のみ）	I-2：ABI 0.4～0.59 　　　TCPO₂, SPP 30～39 mmHg	fI-2：2 cm 以上の発赤 　　　深部感染（膿瘍，骨髄炎，関節炎）
W-3：前足部の深い潰瘍 　　　前足部の広範壊死 　　　踵の深い潰瘍，踵部の壊死 　　　外果潰瘍など	I-3：ABI≦0.39 　　　TCPO₂, SPP＜30 mmHg	fI-3：SIRS（全身性炎症反応症候群） 　　　38℃以上，36℃未満 　　　心拍数 90 回/分以上 　　　呼吸数 20 回/分以上，PCO₂＜32 mmHg 　　　白血球数 12,000/μl 以上，4,000/μl 未満

※表は参考文献2から引用している.

$I-0: ABI > 0.8,\ TCPO_2, SPP \geq 60\ mmHg$

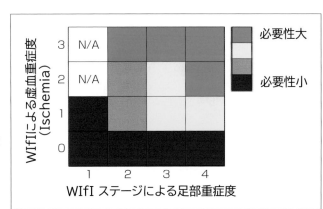

図 2.
血行再建の適応
血行再建の必要性は，WIfI 分類における虚血重症度（Ischemia）と 1 年後大切断リスクステージ（WIfI stage）で決定される．（N/A；not applicable）
（参考文献1から引用し，一部改編している.）

有する膝窩動脈よりも，末梢の血管径が細い前脛骨動脈，腓骨動脈，後脛骨動脈をターゲットに硬化性変化や中膜石灰化を引き起こし，足部重症化に至ることが知られている[3]．このような患者背景から，膝窩動脈の触知が良好で ABI が正常値を呈しているのにも関わらず CLTI に至る症例が存在することを肝に銘じるべきである[4]．Ischemia の評価では ABI を基本検査としても，足部レベルでの評価が臨床上必要となる．Toe pressure（TP），TCPO₂，Skin perfusion pressure（SPP）などのモダリティにより下腿動脈病変が引き起こす CLTI に対する評価が重要である[2][5]．WIfI 分類の

ステージが決定されると，虚血重症度（Ischemia）と共に血行再建の適応についての評価が可能となる．図2からわかるように，血行再建の必要性は，虚血重症度が高度である場合（WIfI-Ischemia 3）を基本として，WIfI ステージが重症化するに従い，虚血重症度の適応条件が薄らぐ傾向にあることがわかる．したがって，血行再建の要否を考える際には，WIfI-Ischemia による虚血重症度に加えて，WIfI ステージで示される足部重症度の把握が重要である．

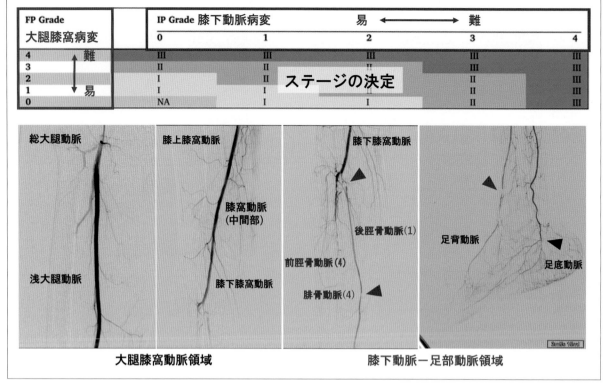

FP Grade 大腿膝窩病変	IP Grade 膝下動脈病変　　　　　　　易 ←→ 難				
	0	1	2	3	4
4　↑難	III	III	III	III	III
3	II	II		III	III
2	I		II	II	III
1	I	I	I	II	III
0　↓易	NA	I	I	II	III

図 3. 下肢動脈解剖学的条件評価法(GLASS ステージ)の解説

下肢動脈は，大腿膝窩領域(FP)と膝下動脈領域(IP)の 2 領域で評価する．病変の狭窄・閉塞の評価，病変長から，FP および IP グレードを 0〜4 に分類し(グレード分類の詳細は割愛)，GLASS ステージを決定する．

(表は参考文献 1 から引用している．)

血行再建術に必要な臨床情報の 3 本柱の 1 つ： 下肢動脈の解剖学的条件

　足部重症度から血行再建の必要性を決定した後に，血行再建の具体的な方法を決定する．血行再建法，いわゆる EVT か外科的バイパス手術の適応の決定は，本項で示す病変動脈の解剖学的条件に加えて，次項で示す患者の生命予後と周術期死亡率と合併症率の推定を加味して総合的に判断される．

　GVG では，GLASS 分類と称される下肢動脈解剖学的条件のスコアリングシステムを用いる．本分類は大腿-膝窩動脈領域病変(FP)と膝下動脈領域病変(IP)の大きく 2 領域に焦点を当て，動脈病変の治療困難度についてグレードを 0〜4 に点数化する(図 3)．本稿では各グレードの詳細は記載しないが，それぞれの領域の病変特性(狭窄/閉塞の程度，病変長，石灰化の有無)を CT 検査や血管

造影を評価し決定する．この点数は，狭窄かつ短い範囲の病変であればあるほど EVT の成績が良好で(点数が低い)，一方で病変長の長い閉塞病変に対する EVT 成績が不良(点数が高い)であることを示したグレードである．さらに石灰化の存在は，EVT 成績を低下させる要因であることから，上記点数が 1 点追加されるシステムとなっている．2 領域の点数が決定されると，GLASS ステージが最終決定される．図 3 の提示症例は，FP 領域は正常であったため 0 とし，IP は前脛骨動脈 4，腓骨動脈 4，後脛骨動脈 1 となり，前脛骨動脈及び腓骨動脈に対しては GLASS ステージ III，後脛骨動脈に対しては GLASS ステージ I と算出した．GVG における下肢動脈の解剖学的条件の治療困難度は，EVT を行った場合の 1 年開存率を根拠としている．つまり，本評価は所謂「EVT の側面からみた評価法」であり，「バイパス手術の適応を決定する評価法」でないことに留意する必要があ

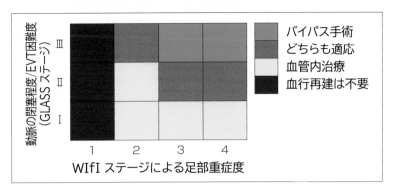

図 4.
血行再建法の決定について
動脈病変の治療困難度を示す GLASS ステージと，足部重症度を示す WIfI ステージを用いて，外科的バイパス術か，血管内治療かを決定する．
（図は参考文献 1 から引用し，一部改編している．）

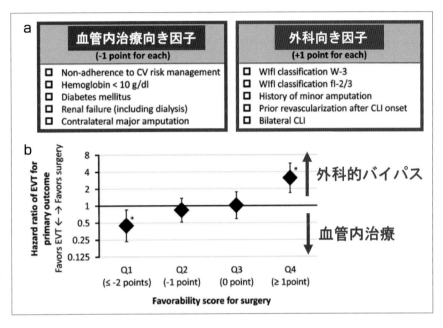

図 5.
Favorability score for surgery（SPINACH study より）
患者背景因子，足部重症度によって，血管内治療か，外科的バイパス術かの選択傾向が異なっていることを示している．外科向き因子が当てはまれば +1，血管内治療向き因子が当てはまれば −1 となり(a)，それぞれ 5 項目についての合計点から外科的バイパス向きか，血管内治療向きが決定される(b)．
（図は参考文献 6 から引用し，一部改編している．）

る．したがって，GLASS ステージの評価は，上記でも示した通り，下腿 3 分岐に対して各々にステージングされ，EVT の可否について検討される．GLASS ステージと WIfI ステージを用いて，下腿動脈各々に対する EVT の治療適応について検討し，EVT の治療が困難とされる GLASS ステージ重症例がバイパス手術の適応となる(図4)．

血行再建術に必要な臨床情報の 3 本柱の 1 つ：患者背景，周術期合併症率と生命予後

前項までに論述した通り，血行再建術が必要な症例の多くは CLTI の中でも CLI の合併である．CLI 症例の生命予後については，世界からのエビデンス発信に伴い，概ね確立されてきたと言っても過言ではない．例えば，本邦初の CLI レジストリーである SPINACH study は，本邦の下肢血行再建を行う主要施設で構成された多施設研究であ

り，本研究では 2 年生存率が約 60% と報告している[6]．また，血行再建法の選択は，患者背景や，WIfI で示される足部重症度によって，その適応が異なることを，Favorability score for surgery で示している(図5)．ここで理解すべき点は，血行再建法は動脈病変の解剖学的条件と足部重症度で決定されるだけでなく，全身状態が加味されて総合的に判断される点である．GVG が提唱する外科的血行再建法選択の基準は，2 年生存率が 50% 以上，周術期死亡率 5% 未満，周術期合併症発生率 10% 未満と予測される症例とされる[1]．しかしながら，これらの患者個々の推定は非常に困難である．CLI 症例の半数が慢性腎不全・透析を合併している中で，透析例と非透析例の生命予後の違いは明白であるが，筆者らは外科的血行再建を要した透析合併 CLI 症例の 2 年生存率が約 50% 程度と，GVG の基準のボーダーライン上にあることを

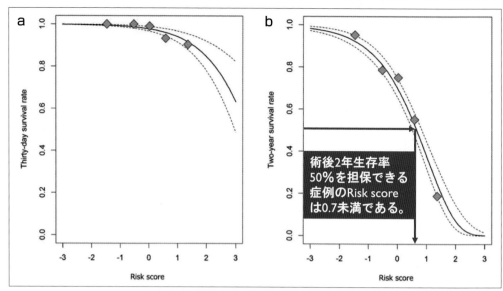

図 6. Basic Risk Score から算出する周術期生存率(a)と術後 2 年生存率(b)の推定
SPINACH study のデータを用いて，周術期および術後 2 年生存率を算出している．この際
に，これらのエンドポイントに有意に関与する因子を選定し，どの程度関与するからの傾
向指数をもとに計算式を導入している．因子は，年齢，歩行能力，BMI，腎機能，心不全，
WIfI-Wound，Favorability score for surgery(SPINACH study，図 5 参照)としている．
計算式：The basic risk score was calculated as follows 0.0436× (age, y) +0.399× (impaired mobility [0,
none；1, requiring equipment；and 2, requiring personal aid]) −0.100× (body mass index [kg/m²]) +
0.535× (renal failure [0, none；1, estimated glomerular filtration rate < 30 ml/min per 1.73 m²；and 2, dialy-
sis—dependent]) +0.432× (heart failure) +0.297× (Wound, Ischemia, Foot Infection Wound grade) −
0.204× ([favorability score for surgery] +2.11) × (surgical reconstruction) +2.418.

(図は引用文献 9 から引用している.)

報告しており，治療適応にどのように反映させる
べきかは悩ましい[7]．この成績は EVT 症例でも同
様な結果であり，現時点では血行再建法の選択が
生命予後に寄与する因子ではないことが知られて
いる[8]．このように，GVG が提唱する生命予後を
基準とする血行再建法の選択基準は曖昧なものと
言わざるを得ないが，この状況に対して筆者の束
らは，患者背景から生命予後を推定する計算式を
提唱し，GVG に沿った血行再建法選択の一助と
なっている(図 6)[9]．本計算式は，年齢，歩行能
力，BMI，腎機能，心不全，WIfI-Wound，Favor-
ability score for surgery(図 5)で構成されてお
り，これらの因子は周術期生存や血行再建術後 2
年生存率と深く関与する因子である(図 6 の説明
文中の式，または参考文献 9 の Supplemental file
の計算シート参照)．このようなエビデンスが出
始めたことで，さらに生命予後の推定がより確実
なものになっていくことに期待するが，CLTI に
至る症例の背景は我々が考える以上に複雑であり，

我々が捉えきれてない因子を含め患者個人の全身
状態を人の手で確実に推定するのは困難であると
考えられる．つまり，現時点では，GVG が推奨す
る推定生命予後を基準とする血行再建の適応は重
要な三本柱の 1 つであるものの，実際には足部重
症度と下肢動脈解剖学的条件の二者の項目で決定
されることが多い．

外科的バイパス術の適応に関わる他因子と
自家静脈の術前評価の重要性

GVG に基づいて，CLTI 症例の中から WIfI-
Ischemia 3 を呈する症例や，WIfI-Ischemia 2 と
中等度の虚血に留まるが，潰瘍・壊死(W)や感染
(fI)が合併している症例(WIfI ステージ 4)では，
血行再建の適応となることが前項(図 2；緑色の部
分)から理解した．EVT か外科的バイパス術の選
択は，GLASS ステージと WIfI ステージによって
規定される(図 4 参照)．外科的バイパス手術の適
応範囲は EVT に比べて狭いが，WIfI ステージ重

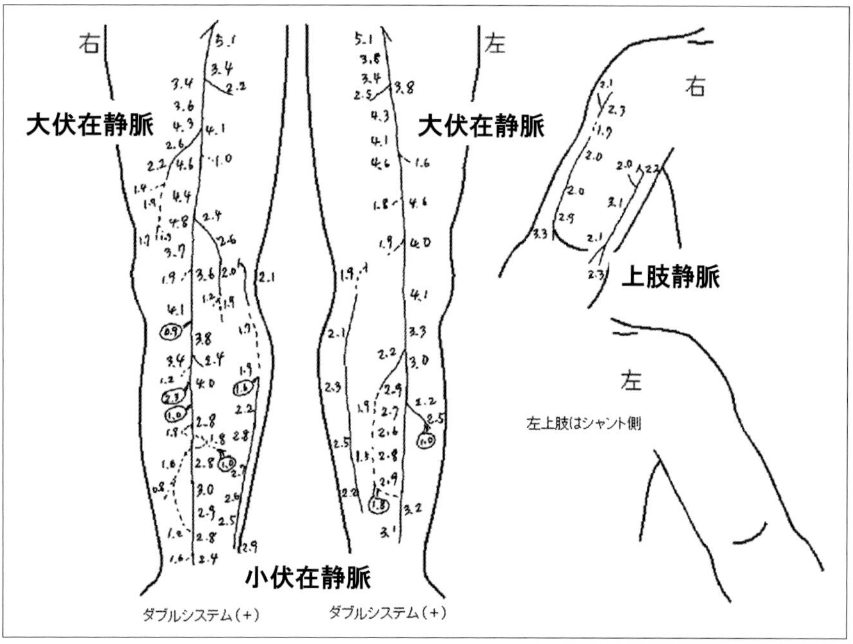

図 7.
術前静脈評価の 1 例
Duplex scan を用いて，両下肢，両上肢の静脈径を測定する．教室では，2.0 mm 以上の静脈をバイパス可能な静脈として使用している．ダブルシステムなどの走行形態も術前に把握することで，円滑な手術方針を計画することができる．図内の数値は静脈径（mm）を示している．

症例，かつ EVT 成績が担保されない動脈の解剖学的条件（GLASS ステージⅢ）を呈する症例では，外科的バイパス術の適応となることがわかる．このように外科的バイパス術は，虚血を呈する症例の中でも，足部重症度が高く，EVT での加療が困難な動脈病変を呈する症例に対して適応になる．また，GLASS ステージⅡと判断されても，足部重症度が高度になるにつれて外科的バイパス手術の適応も加味される．このように，血行再建法の適応基準は，足部重症度と GLASS ステージが連動することによって決定される．しかしながら，背景疾患に多数の基礎疾患を有する CLTI 症例に対する外科的バイパス手術の適応は，手技や麻酔の侵襲度の影響，EVT が困難な症例に対するバイパス術の技術的難度から敬遠されることが多いのが実状である．

しかし，外科的バイパス術の利点は，EVT に比べてその豊富な血流量を供給できる点である（レーザースペックルフローグラフィを用いた未報告データから）．SPINACH study で示されたように，足部広範囲組織欠損に関連する WIfI-W3 や fI 2〜3 症例では，外科的バイパス術による創傷治癒率が有意に高かったことから，バイパス手術による豊富な血流供給が組織欠損や感染制御に必要と考えられる．また，東らが報告したように，外科的バイパス術が創傷治癒に対して足部アンジ

オソームコンセプトに左右されない点も，外科的バイパス術の魅力でもある[10]．一方で，外科的バイパス手術の侵襲により，約 50％程度の症例が術前の歩行能を退院時に維持できず，悪化させる報告もなされている[11]．外科的バイパス手術の適応と判断された症例でも，術前から歩行能力が喪失し，改善が見込まれない症例の術後身体機能や生命予後は不良であり，外科的バイパス術の適応から除外すべきである[12]．

上記の因子に加え，バイパス手術の適応に最も重要な因子は，「バイパス術に値する自家静脈の存在」である．GVG では，バイパス手術における術前静脈評価の有用性は推奨グレード 1 とされ，術後開存率や手術成功率に大きく関与していることから，我々もバイパス手術を行う上で最も重要視している因子である[1)13)]．Duplex scan を用いた術前静脈評価では，両側大伏在静脈，小伏在静脈に加えて，両側の上肢静脈の静脈径を測定する．基本的には開存率の良い single vein graft（1 本の静脈をそのまま移植可能なグラフト）が推奨される．静脈が 2 本に分岐して走行するダブルシステムのような走行形態は，弁破壊をはじめ手術手技に影響をきたすため，手術時間の延長になり兼ねない．円滑な手術計画の立案には，術前静脈評価は必須の術前検査と言える（図 7）．

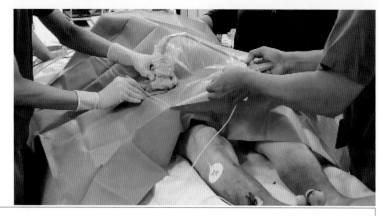

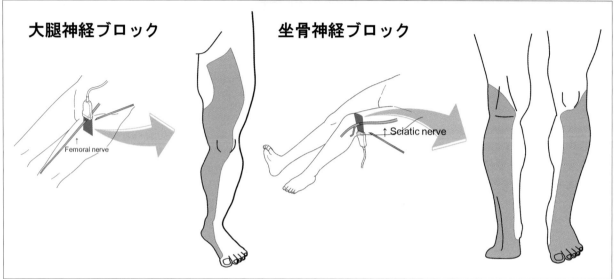

大腿神経ブロック

Femoral nerve

坐骨神経ブロック

↑ Sciatic nerve

図 8. 実際の大腿神経ブロック麻酔(a)と鎮痛範囲のスキーマ
基本的には大腿神経と坐骨神経をブロックすることで，バイパス手術術野に対する鎮痛を網羅できる．ブロック麻酔下バイパスでは，静脈の採取をブロック麻酔で得られた鎮痛領域から行うこととなり，患肢からの静脈採取が基本となる．患肢の大伏在静脈の使用可否の術前情報が重要であることがわかる．

(図は参考文献 14 から引用した.)

全身麻酔を回避した
下肢神経ブロック麻酔下末梢バイパス術

　前項でも示した通り，末梢動脈疾患，とりわけCLTIに至る症例の背景は複雑である．CLTIに至る症例の動脈硬化性疾患の重症度は，硬化性変化の末期像としても過言ではない．血行再建法の選択には，足部重症度と動脈病変の解剖学的条件の2点が関与するが，全身状態を加味した際に，バイパス手術が適した症例にも関わらず，EVTを選択せざるを得ない状況は少なくない．このように，足部重症度から外科的バイパス手術を適応さ

せるにあたり，糖尿病や腎不全に加えて虚血性心疾患や脳血管疾患の合併を考慮した際に，如何に安全に外科的バイパス術をハイリスク患者に提供できるかが大きな課題であった．筆者らは，このようなCLTI患者背景と外科的バイパス術の適応困難例に直面し，低侵襲性のバイパス手術が可能かどうかを検討した．麻酔侵襲性を軽減させることを念頭に置いた結果，患肢のみを神経ブロック麻酔で鎮痛し，バイパス手術を行う術式を麻酔科医師とともに考案した(図8)．
　下肢神経ブロックは，バイパス手術の術野となる大腿から下腿内側，足部を大腿神経，坐骨神経

を主にブロックすることで鎮痛が得られ，デクスメデトミジン塩酸塩による鎮静との相互作用で約12時間程の有効な鎮痛が得られる．2012年から2017年の6年間に当教室で施行されたCLTIに対するブロック麻酔下末梢バイパス症例67肢について，気管挿管を要した全身麻酔症例と後ろ向きに比較検討した．これらの臨床成績から得られた知見で特に重要な利点は，全身麻酔（気管挿管）導入による血行動態の不安定さが露見した一方で，ブロック麻酔ではその安定性が確認された点である．特に術中補液量，カテコラミン量は有意に低く，術後は早期から飲水や食事開始が可能となり，必要な補液量も軽減された．また，ブロック麻酔例では上室性不整脈や心不全などの術後心イベントが有意に軽減された点も重要な所見である[14]．

本麻酔選択の適応として，ブロック麻酔をかける患肢側の大伏在静脈が使用可能であることが望ましい．さらに上肢静脈を使用することもあるが，体重で算定される使用可能な局所麻酔量との兼ね合いが適応制限になり得る．しかし，実際には下肢神経ブロックと上肢神経ブロック麻酔を併用して，採取できる静脈グラフトの幅を広げ，様々なバイパス手術が可能となっている[15]．不良な全身状態や動脈コンプライアンスの低下，麻酔導入や血行再建による血行動態の変化を考慮すると，可能な限り血行動態の変化の少ない麻酔選定が重要であり，当教室では麻酔科による協力下で下肢末梢バイパス術の80％以上を神経ブロック麻酔下で行っている．この結果，切迫した下肢病変に対して，重篤な背景因子を合併する症例でも下肢血行再建の先行が可能となっている．

おわりに

GVGを理解して頂いたことからもわかるように，CLTIに対する血行再建術の半数以上はEVTで治療可能と判断される．しかし，特に透析合併が半数以上占める本邦の患者背景を加味すると，EVT困難例が多数存在し，外科的バイパス術が好ましい症例が確実に存在する．従来のように，施設で得意とするのみの治療選択は終了し，GVGに則ったEvidenced-based revascularizationが本邦で確立されることに向け，CLTIに携わる医療スタッフ皆がGVGを理解し運用すべきである．

参考文献

1) Conte, M. S., et al.：Global Vascular Guidelines on the management of chronic limb-threatening ischemia. Eur J Vasc Endovasc Surg. **58**：S1-S109. e33, 2019.
   Summary　CLTIの治療方針を示したGVGについて提言した論文．
2) Mills, J. L. Sr., et al.：The Society for Vascular Surgery Lower Extremity Threatened Limb Classification System：risk stratification based on wound, ischemia, and foot infection（WIfI）. J Vasc Surg. **59**：220-234. e1-2, 2014.
   Summary　WIfI分類の重要性を提唱した論文．
3) Soor, G. S., et al.：Peripheral vascular disease：who gets it and why? A histomorphological analysis of 261 arterial segments from 58 cases. Pathology. **40**：385-391, 2008.
4) Iida, O., et al.：Clinical efficacy of endovascular therapy for patients with critical limb ischemia attributable to pure isolated infrapopliteal lesions. J Vasc Surg. **57**：974-981. e1, 2013.
5) Yamada, T., et al.：Clinical reliability and utility of skin perfusion pressure measurement in ischemic limbs—comparison with other noninvasive diagnostic methods. J Vasc Surg. **47**：318-323, 2008.
6) Iida, O., et al.：Three-year outcomes of surgical versus endovascular revascularization for critical limb ischemia：The SPINACH study（Surgical Reconstruction Versus Peripheral Intervention in Patients With Critical Limb Ischemia）. Circ Cardiovasc Interv. **10**：2017.
   Summary　SPINACH study：本邦初のCLIに対する多施設レジストリーで血管内治療と外科的血行再建の適応についてのエビデンスを創出した論文．
7) Kikuchi, S., et al.：Evaluation of paramalleolar and inframalleolar bypasses in dialysis- and non-

dialysis-dependent patients with critical limb ischemia. J Vasc Surg. **67** : 826-837, 2018.

8) Fallon, J. M., et al. : Outcomes of lower extremity revascularization among the hemodialysis-dependent. J Vasc Surg. **62** : 1183-1191. e1, 2015.

9) Azuma, N., et al. : Predictive Model for Mortality Risk Including the Wound, Ischemia, Foot Infection Classification in Patients Undergoing Revascularization for Critical Limb Ischemia. Circ Cardiovasc Int. **12** : e008015-e15, 2019.
Summary　血行再建適応決定の際に必要な患者周術期生存率および術後2年生存率の推定式を報告した論文.

10) Azuma, N., et al. : Factors influencing wound healing of critical ischaemic foot after bypass surgery : is the angiosome important in selecting bypass target artery? Eur J Vasc Endovasc Surg. **43** : 322-328, 2012.
Summary　創傷治癒の観点から，外科的血行再建の機能的利点を示した論文.

11) Goodney, P. P., et al. : Predicting ambulation status one year after lower extremity bypass. J Vasc Surg. **49** : 1431-1439. e1, 2009.

12) Flu, H. C., et al. : Functional status as a prognostic factor for primary revascularization for critical limb ischemia. J Vasc Surg. **51** : 360-371. e1, 2010.

13) Schanzer, A., et al. : Technical factors affecting autogenous vein graft failure : observations from a large multicenter trial. J Vasc Surg. **46** : 1180-1190, 2007.

14) Kikuchi, S., et al. : Effectiveness and safety of ultrasound guided lower extremity nerve blockade in infragenicular bypass grafting for high risk patients with chronic limb threatening ischaemia. Eur J Vasc Endovasc Surg. 2019.
Summary　下肢神経ブロック麻酔下外科的血行再建術の臨床成績を初めて報告した論文.

15) Tada, Y., et al. : Distal bypass grafting using the basilic-cephalic loop vein for chronic limb threatening ischemia under peripheral nerve blockades in a patient with severely-reduced heart function and end-stage renal disease. Ann Vasc Dis. **12** : 551-554, 2019.

PEPARS No.162：35-41, 2020

◆特集／重症下肢虚血治療のアップデート

重症下肢虚血に対する足趾切断術

村尾尚規[*1] 齋藤達弥[*2] 山本有平[*3]

Key Words：重症下肢虚血(critical limb ischemia)，足趾切断(toe amputation)，小切断術(minor amputation)，インドシアニングリーン(indocyanine green；ICG)，蛍光血管造影(fluorescence angiography)

Abstract 重症下肢虚血において，下肢切断レベルがより近位である程，歩行機能が低下し，生命予後が悪くなる恐れがある．中足骨を温存し歩行機能を維持することが重要である．一方で，重症下肢虚血においては，切断レベルがより遠位である程，創傷治癒を得るのに十分な血流がないことがある．足趾切断術後の創部が治癒せず壊死することによって，より近位での切断を要したり，保存的治療を選択せざるを得ず治療期間が長期化したりすると，結果的に歩行機能を維持できなくなることがある．創縁の血流を障害せず，且つ切除範囲を最小限とするような低侵襲足趾切断術が望ましい．足趾切断術の際の medial-lateral flaps 法や fillet toe flap 法などの工夫や，インドシアニングリーン蛍光造影を用いた術中血流評価の実際について述べる．

はじめに

重症下肢虚血において，下肢切断レベルがより近位である程，歩行機能が低下する恐れがある．歩行機能が低下し運動量が減少すると，心血管機能が低下し生命予後が悪くなる．中足骨を温存し歩行機能を維持することが重要である[1]．

一方で，重症下肢虚血において，切断レベルがより遠位である程，創傷治癒を得るのに十分な血流がないことがある．足趾切断術後の創部が治癒せず壊死すると(図1)，結果的により近位での切断となったり，保存的治療を選択せざるを得ず治療期間が長期化したりすることがある．創縁の血流を障害せず，且つ切除範囲を最小限とするような低侵襲足趾切断術が望ましい．

重症下肢虚血に対する足趾切断術について，我々の考え方，方法を述べる．

足趾切断術の適応条件

言うまでもないことであるが，血流の評価を行い血行再建の余地がないか十分に確認した上で足趾切断術の適応を検討する[2]．

我々は皮膚灌流圧(skin perfusion pressure；SPP)を元に適応を検討している．SPP は足趾レベルで測定することが望ましいが，実際には潰瘍の存在や疼痛のため測定が難しいことがある．足背，足底レベルで SPP が 40 mmHg 以上で，足趾の壊死範囲が明瞭で拡大傾向がない症例や保存的

*1 Naoki MURAO，〒060-8638 札幌市北区北15条西7丁目 北海道大学大学院医学研究院・医学院形成外科学教室，講師
*2 Tatsuya SAITO，〒060-0008 札幌市中央区北8条西16丁目28-35 桑園中央病院救肢・創傷治療センター
*3 Yuhei YAMAMOTO，北海道大学大学院医学研究院・医学院形成外科学教室，教授

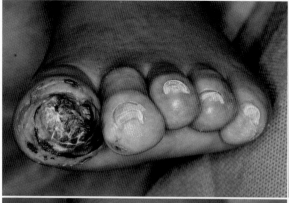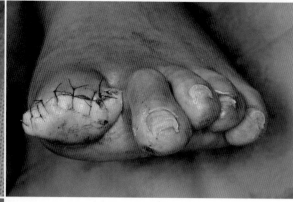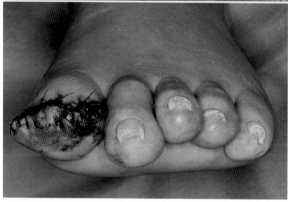

a | b
c |

図 1. 足趾切断術後の創部壊死
a：術前．左Ⅰ趾末節部の壊死．壊死の進行はなく，足趾切断術によって
　早期に治癒すると思われた．
b：術直後．底側の皮弁の色調は蒼白である．
c：術後1週間．底側，背側ともに創縁の壊死を認める．

治療ではコントロールできない骨髄炎の症例など
に足趾切断術を適応している．足趾の壊死範囲が
確定しておらず進行している症例では，足趾レベ
ルではSPPが低下していることがあり，切断術後
に治癒遅延をきたすと予想される．

　我々の施設では，SPPが30 mmHg以上40
mmHg未満で足趾の壊死の進行がない症例に対
しても足趾切断術を慎重に適応することがある．
この場合，高気圧酸素治療やLDL-アフェレーシ
スなどの補助療法を併用することを原則とし，
autoamputationと比較して早く治癒することに
よって得られるメリットが大きいことが条件であ
る．

足趾切断術の実際

　神戸大学形成外科グループよりmedial-lateral
flaps法[3)4)]，fillet toe flap法[5)]などの血流や組織を
温存した低侵襲足趾切断術の方法が報告されてい
る．我々はこれらの方法を参考に，インドシアニ
ングリーン（indocyanine green；ICG）蛍光造影に
よる血流の評価を加味した低侵襲足趾切断術を試
みている[6)]．

1．Medial-lateral flaps法

　一般的に足趾切断術の皮膚切開は足趾の全周に
fishmouth状に行う．皮弁基部を足趾の背側およ
び底側に置く（即ち，fishmouthが足趾の内側およ
び外側に位置する）dorsal-plantar flaps法（ante-
rior-posterior flaps法）と，皮弁基部を足趾の内側
および外側に置く（fishmouthが背側および底側

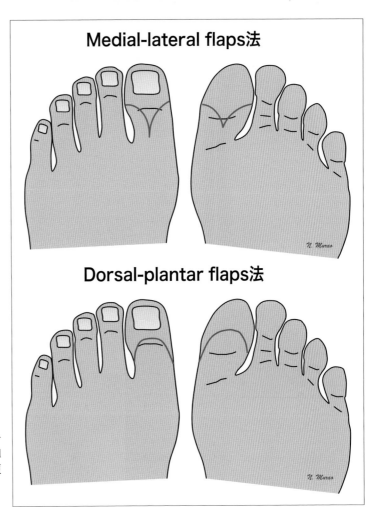

図 2.
足趾切断術の皮膚切開
Medial-lateral flaps 法（上）と dorsal-plantar flaps 法（下）．Medial-lateral flaps 法では底側の切開をなるべく短めにし，遠位側に置いている．

に位置する）medial-lateral flaps 法の 2 つの皮膚切開法がある（図 2）[7]．従来の足趾切断術では dorsal-plantar flaps 法が用いられることが多く，荷重に耐えられる底側の皮弁をやや大きめに作成し断端を被覆する．重症下肢虚血の症例では皮弁の血流を考慮し medial-lateral flaps 法を選択することが望ましい[3][4]．血管は足趾の内側および外側の側面に沿って走行するので，medial-lateral flaps 法の方が血管を皮弁基部に含めることができ皮弁血流の点で有利である[7]．また，medial-lateral flaps 法は背側，底側の腱の走行上を切開するため，腱の処理が行い易いという利点がある[3]．一方で，底側の切開により荷重部に瘢痕が生じるという懸念があるが，底側の切開を短めにしてなるべく遠位側に置く（fishmouth を小さくする）と，趾骨を除去した後の実際の縫合線は荷重部から外

れるため，問題とならないことが多い．

2．Fillet toe flap 法（Toe fillet flap 法）

榊原らは，潰瘍が MTP 関節近傍に存在するが，足趾切断時に切除範囲が足趾の半側に留まる症例では，温存した半側の皮膚を趾動脈を血管茎とした fillet toe flap として用いる方法が有用であると報告している[5]．従来の足趾切断術では一期的閉鎖のために中足骨の追加切除が必要となるが，fillet toe flap を用いた一期的閉鎖では切断レベルを最小限にでき，また，植皮などの二期的閉鎖と比較して早期の創治癒が得られる，廃用障害を予防できるなどの利点があるとしている．

3．ICG 蛍光造影を用いた低侵襲足趾切断術

ICG 蛍光造影は，形成外科領域では皮弁血流の評価，リンパ流の確認，センチネルリンパ節の同定などに用いられている．以前に我々は，鼠径リ

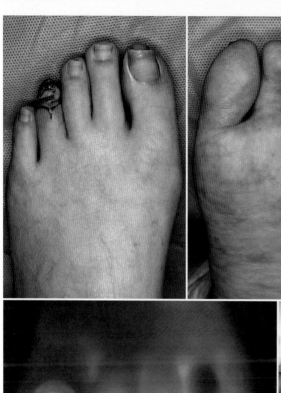
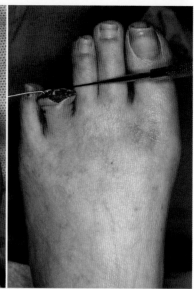
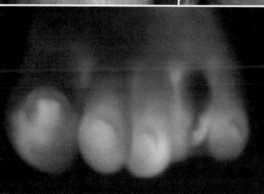
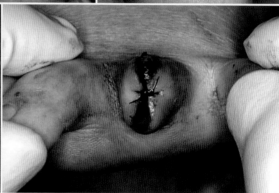
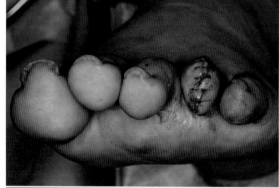

a	b	c
d		e
f		
g	h	

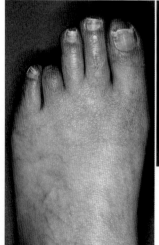
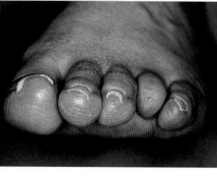

図 3.

左Ⅳ趾潰瘍

SPP（足背/足底）54/47 mmHg

 a，b：術前．末節部の壊死，DIP 関節の露出を認める．Medial-lateral flaps 法の切開線をデザインした．

 c：左Ⅳ趾切断後．PIP 関節で離断した．

 d：ICG 蛍光造影所見．仮縫合後に実施した．創縁の一部が蛍光不良である．

 e：仮縫合後．ICG 蛍光造影不良部位をマーキングした．

 f：術直後

 g，h：術後 3 か月．創部の離開，潰瘍の再発はなかった．

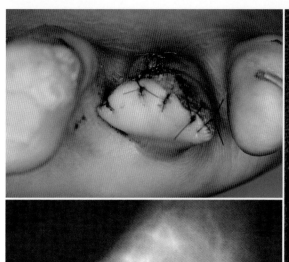
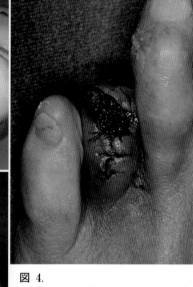

図 4.
左Ⅳ趾切断術後. SPP(足背/足底)47/46 mmHg.
  a：術直後. 仮縫合後の ICG 蛍光造影所見を元にトリ
    ミングし再縫合した. 底側の皮弁の色調は蒼白であ
    る.
  b：再 ICG 蛍光造影所見. 皮弁の色調が蒼白である部
    位に一致して蛍光不良である.
  c：術後 1 週間. 創部は離開した.

ンパ節郭清の術中に ICG 蛍光造影を行い創縁の血流を評価し, 血流の悪い部位をトリミングすることで術後の縫合部の壊死率が低下することを報告した[8]. 同様の方法で, 重症下肢虚血に対する足趾切断術の際も術中に ICG 蛍光造影による創縁の血流の評価を試みている[6].

A. ICG 蛍光造影の方法

25 mg の ICG(ジアグノグリーン®注射用 25 mg, 第一三共株式会社)を付属の 10 ml の注射用水に溶解し, 末梢静脈より同溶液を体重あたり 0.02 ml(体重あたり ICG 0.05 mg)注射する. 例えば体重 50 kg の症例の場合, 同溶液 1 ml を静注することとなり, ICG 2.5 mg に相当する. ICG 静注後, 生理食塩水 10 ml でフラッシュする. 次いで, 赤外観察カメラシステム(pde-neo®, 浜松ホトニクス株式会社)を用いて創部より垂直方向に 30 cm 離れた位置から観察する. カメラユニットから照射された励起光が観察部内の ICG に吸収され, 赤外蛍光が発生する. 赤外蛍光はカメラユニット内の赤外カメラで検出され, モニタ上で可視化される.

B. ICG assisted medial-lateral flaps 法

我々は medial-lateral flaps 法を主に SPP が 40 mmHg 以上の症例で一期的閉鎖を目指す場合に用いている. 重症下肢虚血であることに加えて, 壊死組織除去後の皮弁の薄さ, 縫合時の緊張が創縁の血流を悪くする. よって, ICG 蛍光造影は創縁をラフに仮縫合(1 cm あたり 1 縫合程度)した後に行い, 蛍光不良部位をトリミングし再縫合する(図 3). 血流に不安がある症例では再縫合後に再度 ICG 蛍光造影を行うことも可能である. 再造影時は初回に投与した ICG の影響が懸念されるが, 前述の ICG 投与量であれば, トリミングや再縫合の操作の間に ICG が観察部位からウォッシュアウトされるので再評価が可能である. 再造影時も蛍光不良の場合は, 抜糸し開放創にした方がよいと考えている(図 4). 更に皮膚のトリミングを進めると, 縫合時の緊張が強くなり, より近位での骨の切断が必要となることがある.

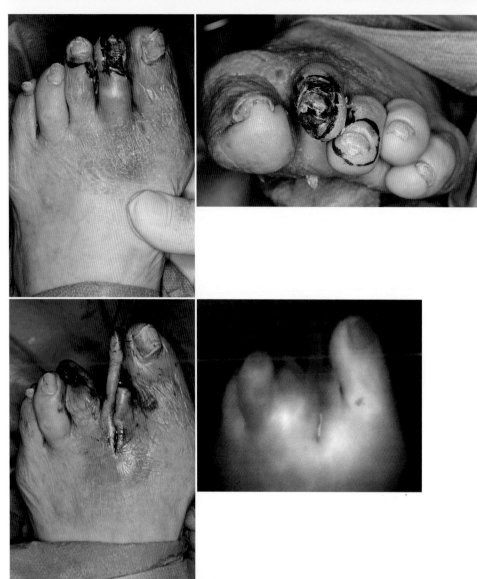

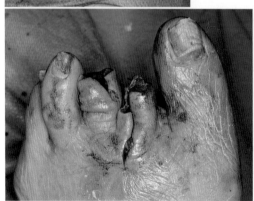

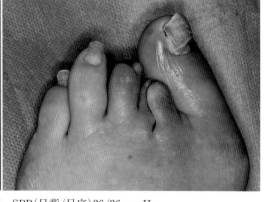

a	b
c	d
e	f

図 5. 左Ⅱ，Ⅲ趾潰瘍．SPP（足背/足底）36/36 mmHg.

a，b：術前．左Ⅱ趾中節部以遠の壊死，Ⅲ趾 DIP 関節の露出を認める．Ⅱ趾は壊死組織
　　の辺縁で，Ⅲ趾は壊死組織の辺縁と爪床・爪母を含めるように切開線をデザインした．

c：左Ⅱ，Ⅲ趾切断後．Ⅱ趾基節骨に骨髄炎を認めたため，背側中央を追加切開し MTP
　　関節で離断した．Ⅲ趾は PIP 関節で離断した．

d：ICG 蛍光造影所見．足趾切断後に実施した．皮弁の一部が蛍光不良である．

e：トリミング後．ICG 蛍光造影不良部位をトリミングし，開放創として手術を終了した．

f：術後 3 週間．術後の創縁の壊死はなかった．この後，左Ⅱ趾は二期的縫合によって，
　　Ⅲ趾は創収縮によって治癒した．

C．ICG assisted fillet toe flap 法

　我々の行う fillet toe flap 法は，切除範囲の部位や趾動脈の有無に係わらず，皮膚の切除範囲を壊死組織のみに留め，可及的に皮膚を温存するものである（図 5）．また，縫合時の緊張が創縁の血流を悪くするとの考えから，一期的に創閉鎖せずに，創収縮または皮膚の壊死がないことを確認した後の二期的な縫合により創閉鎖している．SPP が 30 mmHg 以上 40 mmHg 未満の症例には主に本法を適応している．

　壊死組織の辺縁の皮膚切開（足趾切断の際は末節部を温存することは難しいので爪床，爪母は壊死の有無に関わらず切除範囲に含めている）から剥離を進め，腱や骨の処理を行う．組織が壊死しており正常な解剖学的構造が不明瞭なことがあり，剥離操作は創部の位置や状態によって腱膜上または骨膜下のどちらか行い易い深さで行っている．必要以上に皮膚を長く温存すると治癒までの期間が長くなるため，ICG 蛍光造影を足趾切断後に実施し，壊死が予想される範囲を予めトリミングするようにしている（図 5）．開放創として手術を終了するため，特に透析患者などでは骨断端から術後出血が続くことがある．止血効果のある創傷被覆材などでドレッシングする．

足趾切断術後の注意点

　足趾の切断レベルがより近位になることにより，術後に他の足趾や足の変形，偏位が進むことがある[2)4)9)]．フットウェアを作成し，適宜調整しながら経過を観察する．

参考文献

1）辻　依子ほか：重症下肢虚血における下肢切断レベルによる歩行機能への影響．日形会誌．**30**：670-677，2010.
Summary　下肢切断術を施行した重症下肢虚血肢 179 肢について，切断レベルと歩行機能の予後との関連について分析し，歩行機能の維持には中足骨の温存が必要であることを示した論文であり，多く引用される．

2）Bowker, J. H.：Minor and major lower-limb amputations and disarticulations in patients with diabetes mellitus. Levin and O'Neal's The Diabetic Foot. 7th ed. Bowker, J. H., ed. 403-428, Mosby, Philadelphia, 2008.

3）櫻井沙由理ほか：重症下肢虚血の足趾断端形成における皮膚切開の工夫．形成外科．**55**：554-557，2012.

4）寺師浩人：糖尿病性足潰瘍の 100 例．1-217，克誠堂出版．2016.
Summary　当分野の第一人者である著者の豊富な経験，深い見識によって記された入魂の 1 冊．糖尿病性足潰瘍の 100 例を通して読者は様々な病態を追体験できる．

5）榊原俊介ほか：趾切断時における fillet toe flap の利用．創傷．**3**：123-128，2012.

6）Murao, N., et al.：Intraoperative indocyanine green fluorescence angiography during minor amputation of the ischemic foot：A case report. Int J Surg Wound Care. **1**(1)：2020[In press].
Summary　ICG 蛍光造影を応用した足趾切断術についての我々の最初の報告．本文献ではトリミングした皮膚を植皮片として使用した症例を報告し，ICG 蛍光造影の利点について考察している．

7）Atnip, R. G.：Toe and partial foot amputations. Oper Tech Gen Surg. **7**：67-73, 2005.
Summary　本文献が掲載されている Oper Tech Gen Surg 7 巻 2 号では下肢切断術が特集されており，本号を読むと下肢各部位の切断術について一通り理解できる．

8）Furukawa, H., et al.：Effectiveness of intraoperative indocyanine-green fluorescence angiography during inguinal lymph node dissection for skin cancer to prevent postoperative wound dehiscence. Surg Today. **45**：973-978, 2015.

9）菊池　守ほか：【糖尿病性足潰瘍の局所治療の実践】バイオメカニクスの視点から考える足部切断術後変形と予防的手術．PEPARS．**85**：86-91，2014.
Summary　足部各部位の切断後に生じる変形について，足部の筋肉の解剖・作用に基づいて詳述．

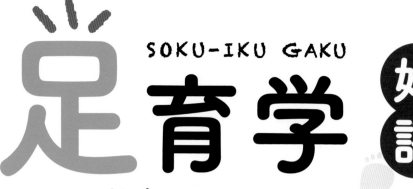

足育学

SOKU-IKU GAKU

外来でみる フットケア・フットヘルスウェア

好評

編集：高山かおる 　埼玉県済生会川口総合病院 主任部長
一般社団法人足育研究会 代表理事

2019 年 2 月発行　B5 判　274 頁　定価 (本体価格 7,000 円＋税)

治療から運動による予防まで
あらゆる角度から「足」を学べる足診療の決定版！

解剖や病理、検査、治療だけでなく、日々のケアや爪の手入れ、
運動、靴の選択など知っておきたいすべての足の知識が網羅されています。
皮膚科、整形外科、血管外科・リンパ外科・再建外科などの医師や看護師、
理学療法士、血管診療技師、さらには健康運動指導士や靴店マイスターなど、
多職種な豪華執筆陣が丁寧に解説！
初学者から専門医師まで、とことん「足」を学べる一冊です。

CONTENTS

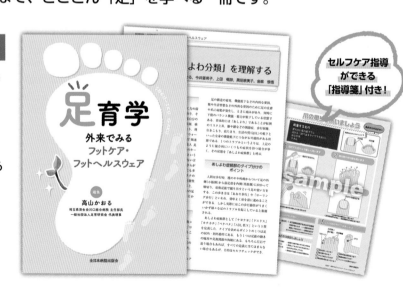

セルフケア指導
ができる
「指導箋」付き！

 全日本病院出版会　〒113-0033 東京都文京区本郷 3-16-4　Tel：03-5689-5989
www.zenniti.com 　　　　　　　　　　　　　　　　　　　Fax：03-5689-8030

PEPARS No.162：43-51，2020

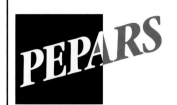

◆特集／重症下肢虚血治療のアップデート

広範囲潰瘍，感染を伴う重症下肢虚血に対する創傷管理

辻　依子*1　武田幸大*2　吉本志帆*3
北野育郎*4　寺師浩人*5

Key Words：重症下肢虚血(critical limb ischemia)，創部感染(wound infection)，足潰瘍(foot ulcer)，局所陰圧閉鎖療法(negative pressure wound therapy)

Abstract　CLI患者の下肢および生命予後は不良である．心血管系疾患の合併が多いことに加え，足部切断あるいは下腿や大腿などの大切断や長期にわたる入院治療によって歩行が不可能となり，心機能の維持が困難となるためである．下肢切断後の歩行機能はCLI患者の生命予後を左右するといっても過言ではない．歩行機能を維持するためには中足骨を残す必要があるため，中足骨レベルにまで及ぶ広範囲潰瘍や感染を伴う場合でも，壊死や感染が明らかではない軟部組織はできる限り中足骨レベルで温存する必要がある．切断，デブリードマン時は，末梢血行再建術で得られた血流を阻害しないように骨間筋や虫様筋などの軟部組織の損傷に気を付ける．切断，デブリードマン後は断端部の wound bed preparation のためにメンテナンスデブリードマン，局所陰圧閉鎖療法などを行い，できるだけ早期に植皮などで創を閉鎖し，リハビリテーションを開始する必要がある．

はじめに

中足趾節(metatarsophalangeal；以下，MTP)関節より中枢に潰瘍が存在する広範囲潰瘍や感染を伴う重症下肢虚血(critical limb ischemia；以下，CLI)は，壊死組織や感染組織のデブリードマンを行った後の組織欠損範囲が広いため，荷重できる範囲が減少し歩行機能が低下する．歩行機能を維持するためには，できる限り足を残し荷重範囲を広くする必要があるが，残せば残すほど壊死組織の除去が不十分となるだけでなく，足部末梢

部の血流が乏しいことが多いため，創治癒に時間がかかる．治療期間が長期になると，たとえ救肢できたとしても筋力が低下し歩行機能が低下する．またCLI患者の多くは高齢で，かつ心血管系疾患などの合併症を持ちフレイルな状態となっているため，ADLが低下すると死亡率が上昇する．歩行機能を保ち，自宅への退院を可能とするためには，歩行機能を残した救肢(gait salvage)と治療期間の短縮を目指す必要があり，血流管理と創傷管理の両面からの集学的なアプローチが重要である．広範囲潰瘍・感染を伴う重症下肢虚血治療における当院での取り組みについて述べる．

末梢血行再建術

CLIでは下肢動脈が狭窄あるいは閉塞し代償的に足部の細動脈が最大限に拡張し，かろうじて足部末梢皮膚への血流を保っているため，安易に壊死組織のデブリードマンなどを施行し創周囲の皮膚を損傷すると，末梢血流が完全に途絶し壊死の拡大を招く．そのためCLI治療においては，デブ

*1 Yoriko TSUJI，〒654-0048　神戸市須磨区衣掛町3丁目1番14号　新須磨病院形成外科・創傷治療センター
*2 Yoshihiro TAKEDA，同
*3 Shiho YOSHIMOTO，同
*4 Ikuro KITANO，同病院外科・創傷治療センター
*5 Hiroto TERASHI，〒650-0017　神戸市中央区楠町7丁目5-2　神戸大学大学院医学研究科形成外科学，教授

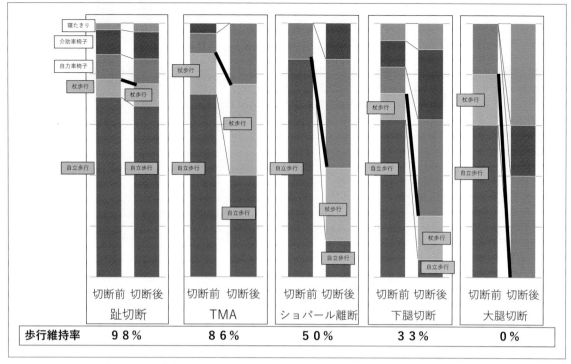

	寝たきり 介助車椅子 自力車椅子 杖歩行 杖歩行 自立歩行	杖歩行 杖歩行 自立歩行 自立歩行	自立歩行 杖歩行 杖歩行 自立歩行	杖歩行 自立歩行 杖歩行 自立歩行	杖歩行 自立歩行
	切断前 切断後 趾切断	切断前 切断後 TMA	切断前 切断後 ショパール離断	切断前 切断後 下腿切断	切断前 切断後 大腿切断
歩行維持率	98%	86%	50%	33%	0%

図 1. CLI 患者における下肢切断による歩行機能の変化（文献 4 より引用）
TMA：横断的中足骨切断術（transmetatarsal amputation），歩行維持率＝切断後歩行可能/切断前歩行可能

リードマンを行う前に末梢血行再建術を優先的に行う必要がある．CLI に対する末梢血行再建術には血管内治療（endovascular therapy；以下，EVT）と遠位バイパス術がある．足部潰瘍が広範囲であったり，感染を伴ったりしている症例においては遠位バイパス術の方が，大切断回避率が高く治療期間が短縮する[1]．また再建した血管の中期・長期開存率が高く[2]，血行再建術後の末梢への灌流量が多い[3]ことから，遠位バイパス術による血行再建を行うことが好ましいが，遠位バイパス術は多くの場合全身麻酔で 5，6 時間と長時間に及ぶ手術であり，高齢者や全身状態が悪い患者に対しては選択しにくい．また下肢の静脈をバイパスのグラフトとして使用するため，下肢の静脈が細くグラフトとして適さない場合も選択しにくい．静脈グラフトを採取する際，虚血に陥っている下肢に切開を加えるため，バイパス術による血行再建が不成功となった場合，下腿切断，大腿切断などの大切断の回避が非常に困難となる．一方 EVT は局所麻酔下で施行可能であるため低侵襲であり，高齢者や全身状態が不安定な患者にも施行可能である．また近年デバイスの改良により治療成績が向上しており，CLI 治療における EVT の適応範囲は拡大している．そのため足潰瘍が広範囲であったり，感染合併症例においても患者背景を考慮し選択されることが多くなってきたが，末梢灌流量が少ないことや再狭窄を起こしやすいことに配慮しながらデブリードマン，創傷管理を行う必要がある．

切断，デブリードマン後の歩行機能

壊死，感染組織を確実に除去しようとすればするほど，より中枢での切断が必要となり，切断後の歩行機能に影響が出る．下肢切断後の歩行機能について，当院で 2003 年から 2009 年まで下肢切断術を施行し，退院後もフォローアップ可能であった CLI 156 名，179 肢に対して検討したところ，切断後も歩行可能であった症例の割合（歩行維持率）は，足趾で 98%，中足骨レベルでの切断（transmetatarsal amputation；以下，TMA）で 86%，踵部のみ温存するショパール離断で 50%，下腿切断で 33%，大腿切断で 0% という結果であり，切断後の歩行機能を残すためには，少なくとも中足骨を温存する必要があることがわかった（図 1）[4]．

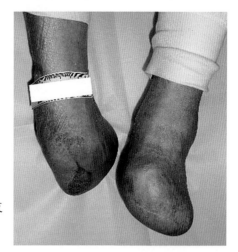

図 2.
ショパール離断後の足関節内反
右足：ショパール離断後
左足：TMA 後
ショパール離断後は足関節が著明に内反している．

a | b

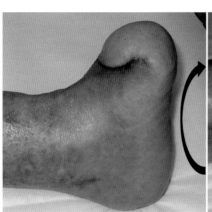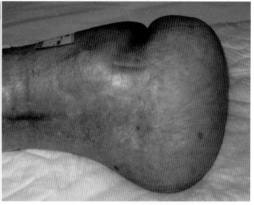

図 3.
下肢切断後の足底アーチ
　a：中足骨レベルでの切
　　断後．足底アーチ（→）
　　がある．
　b：ショパール離断後．
　　足底アーチが欠損して
　　いる．

a | b

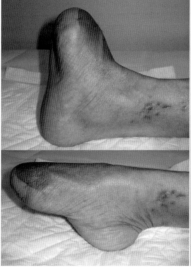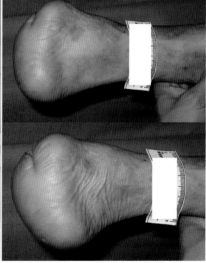

図 4.
　下肢切断後の足関節の可動域
　　a：中足骨レベルでの切断後．足
　　　関節可動域制限は軽度である．
　　b：ショパール離断術後．足関節
　　　可動域制限を認める．

踵部を温存できたショパール離断術後において歩行機能が低下した理由として，① ショパール離断では，足関節の外反機能を持つ腓骨筋群（長腓骨筋，短腓骨筋，第 3 腓骨筋）の停止部より近位で切断するため足関節が内反する（図 2），② 安定した歩行に必要な足底のアーチが破壊される（図 3），③ 足関節の底屈・背屈に大きく関与する筋肉（前脛骨筋，後脛骨筋など）の停止部より近位で切断するため，足関節の可動域が制限される（図 4），ことが挙げられる．また足関節以上の切断では，

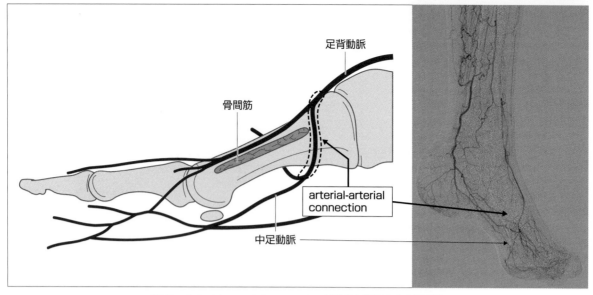

図 5. Arterial-arterial connection（左図は文献 6 より改変）
リスフラン関節の遠位で足背動脈と外側足底動脈の arterial-arterial connection が
貫通している（太い矢印）.
中足骨間部の軟部組織（骨間筋，虫様筋）内を中足動脈が走行する（細い矢印）.

歩行のために義足装着が必要となる．治療期間が長い広範囲潰瘍や感染を伴う CLI に対しては大切断を施行し，義足を用いたリハビリテーションを開始した方が，早期に社会復帰が可能となるため，大切断を選択した方がよいとの意見がある．しかし義足装着によるエネルギー消費は健常者と比較し下腿切断では 62%，大腿切断では 120% の増大となるため，高齢で心血管系疾患をもつ CLI 患者では義足装着による歩行獲得の成功率が低く，大切断後は歩行機能や ADL が著明に低下する[5]．高齢者や心血管系疾患などの合併症を持つことが多い CLI 患者において歩行機能を維持するためには，義足装着の必要がなく，安定した歩行が獲得できる足趾切断・中足骨レベルでの切断が必要となる．

デブリードマン

　デブリードマンを行う際は，歩行機能を考慮し中足骨を温存するよう心がける．中足骨レベルでの創傷治癒には足背動脈と外側足底動脈の穿通枝である arterial-arterial connection と中足動脈が寄与する．Arterial-arterial connection は中足骨間の遠位骨頭部とリスフラン関節遠位の 2 か所に存在し，中足骨間の軟部組織（骨間筋や虫様筋など）の中を貫通している．特に，第 1，2 中足骨間のリスフラン関節遠位に存在する arterial-arterial connection は太く，血管造影検査で確認することができる．Arterial-arterial connection の枝を出した後，足背動脈，外側足底動脈は背側，底側中足動脈となり，中足骨間の軟部組織内を走行する（図 5）[6]．中足骨レベルで切断する時は，arterial-arterial connection と中足動脈が走行している骨間筋，虫様筋をできる限り温存する[7]．一方で関節包，軟骨，皮質，腱は血流がない組織であり創治癒の妨げとなるため切断端に露出しないようにしっかり切除する．感染合併症例では，血行再建術後の再灌流による浮腫などが原因で感染が悪化することがあるため，血行再建術後はできるだけ早期に感染を鎮静化させる必要がある．一期的に切除しようとせず，まず感染が明らかな組織のみを切除し，皮膚発赤部には皮膚切開を加えドレナージを行ったうえで足関節をシーネなどで固定し感染の鎮静化に努める．適切な血流が保たれていれば感染組織と正常組織の境界が明瞭となってくるため，適宜デブリードマンを追加し，感染が鎮静化できれば中足骨レベルでの切断を追加する．

図 6.　　　　　　　　　　　　a｜b

a：V. A. C. Ulta® 装着前
　　創面に黄色組織が残存している.
b：V. A. C. Ulta® 装着後
　　黄色組織は減少し良好な肉芽形成を認める.

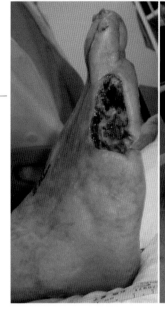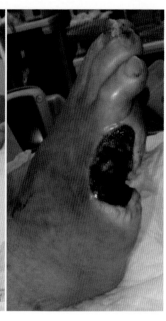

デブリードマン後の創傷管理

　デブリードマン後切断端の皮膚を縫合し一期的に閉鎖すると創治癒期間を短縮できるが，骨を短縮する必要があるため歩行機能が低下すること，創縁に緊張がかかり壊死に陥る可能性があること，感染が増悪する可能性があることなどから，広範囲潰瘍，感染を伴う CLI においては，一期的閉鎖はデメリットが多い．そのためデブリードマン後は，切断端は開放創とし，二期的な閉鎖を行うための創傷管理を計画する．CLI 患者は再建した血管の再狭窄予防のため，抗血小板薬 2 剤併用療法（dual antiplatelet therapy；DAPT）を受けていたり，心房細動などの心疾患に対し抗凝固療法を受けたりしていることが多く，出血のリスクが高い．術前に薬剤を中止する場合もあるが，再狭窄や血栓形成などの危険性を考慮し，当院では薬剤を継続した状態でデブリードマンを行うことが多い．出血量を抑えるため，① 皮膚切開は少しずつ加え，止血しながら切開を追加する，② 電気メスが使用できる箇所はできるかぎり電気メスを使用する，③ 中足骨切断前にはしっかり骨膜下で剥離し，切断時にボーンソーによる周囲の軟部組織の損傷を避ける，④ 電気メスで止血できない箇所はナイロン糸などで結紮止血を行う，⑤ 止血完了後温生食で創面を洗浄し，末梢血管を拡張させたうえでさらに止血を行う，など術中に行っている．術後は創面に止血促進効果のあるアルギン酸塩ドレッシング材を貼付しガーゼで保護する．止血のため創部を包帯で圧迫すると，CLI 患者は包帯による褥瘡を形成しやすいため，包帯は緩く巻く．特に遠位バイパス術後の場合，足関節付近に血管吻合部があるため，末梢吻合部上には包帯を巻かないように気を付ける．帰室後血圧上昇や緊張緩和による末梢血管の開大が原因で再出血することがあるため，術後は数時間ごとに創部を観察

する．出血が増加傾向であれば自然に止血することはないため，電気メスによる焼灼やナイロン糸による結紮でしっかり止血する．切断，デブリードマン時は中足骨や骨間筋などの軟部組織をできる限り温存しているため，切断端には血流のない組織が残存している．血流のある組織とない組織の境界は経過とともに明瞭となってくるため，日々ベッドサイドで少しずつ壊死組織を除去する（メンテナンスデブリードマン）．

局所陰圧閉鎖療法（negative pressure wound therapy；以下，NPWT）

　感染が鎮静化し壊死組織が概ね除去されれば，局所陰圧閉鎖療法を開始し肉芽形成の促進を図る．2017 年 8 月より国内で間欠的洗浄 NPWT 装置である V. A. C. Ulta® 治療システム（ケーシーアイ社，日本，以下 V. A. C. Ulta®）が使用可能となった．従来の NPWT 装置に洗浄液の周期的自動注入機能が付加された装置である．フォーム内に生理食塩水を注入し，一定時間浸漬した後に従来の NPWT と同様に創面に陰圧をかける．生理食塩水を一定時間浸漬することにより創面の壊死組織の融解が促されるため，黄色〜白色程度の壊死組織やフィブリン膜が付着した状態でも装置を使用することが可能である（図 6）．ただし，従来の NPWT より早期に治療を開始できる分，wound

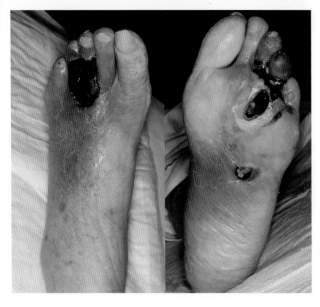

図 7.
初診時写真
左第 2, 3 趾は黒色壊死となっている．足背はリスフラン関節レベルまで発赤を認める．足底は一部皮膚壊死となり，短趾屈筋の走行に沿って発赤を認める．

bed preparation 前に保険適用の 28 日間に達する可能性が高いため，交換ごとに適宜デブリードマンを行う．従来の NPWT と比較し，デブリードマンの回数，平均在院日数，創閉鎖までの日数，患者 1 人あたりの医療費が減少したとの報告があり[8]，従来の NPWT よりも治療効果が高いことが示されている．また創部の細菌量が減少するとの報告は多数あり[9][10]，感染創への適応も期待されているが，臨床的感染例への報告はなく，どの程度の感染創まで許容できるかは検証されていない．また CLI 症例に感染が合併すると，さらに上位での切断が必要となり，大切断となることがあるため，感染例に対しては V. A. C. Ulta® は使用せず，従来通りデブリードマンや抗生剤投与などで感染のコントロールを行い，感染が鎮静化してから V. A. C. Ulta® を使用する．

治療期間の短縮

当院で 2003 年から 2012 年の間で加療した CLI 161 肢の内，広範囲潰瘍を有し，血行再建術後中足骨レベル以上で切断した CLI 48 肢の治療期間は，血行再建術から創閉鎖まで平均 110 日であり，感染を合併した CLI 33 肢の血行再建術から創閉鎖までの治療期間は平均 96 日であった．血行再建術から創閉鎖までの期間は長期に及ぶ．また再建血管が再狭窄した場合，外科的バイパス術，EVT の両方で治療期間は有意に長くなっており，再狭窄の有無は治療期間に影響を与えると考えられる[1]．Iida らは EVT 施行から 3 か月後に拡張した血管の狭窄の有無を血管造影検査で確認したところ，狭窄していた症例は 73% に及んだと報告している[2]．一方で外科的バイパス術は良好な自家静脈を使用できれば 3 か月後の狭窄率は約 15% であったと報告されており[11]，治療期間が長期に及ぶ広範囲潰瘍，感染を伴う CLI に対しては再狭窄率の低い外科的バイパス術の方が治療期間の短縮を期待できる．しかし，全身状態などの患者背景のため EVT を選択せざるを得ない症例は少なくない．そのような患者こそ，治療期間が長くなると ADL が低下し寝たきりや死亡率の上昇を招くため，治療期間の短縮が強く望まれる．Fukunaga らは，創傷治療中は 2 か月ごとに EVT を定期的に行う planned EVT を行うことにより，治療期間が短縮できたと報告している[12]．一般的には，足部動脈の拍動の消失，ドップラー音の変化，創治癒遅延などの理学的所見から再狭窄を疑い，EVT を行うことが多いが，そのような所見が出現する前から拡張した血管は狭窄し始め，創部への血流量が低下し創治癒のスピードが低下していると考えられる．創治癒までに時間がかかる広範囲潰瘍や感染を伴う CLI において，planned EVT は治療期間の短縮の一助となると考えられる．

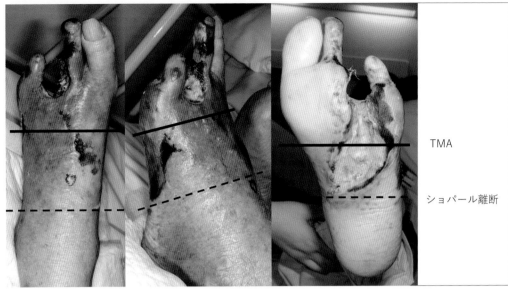

図 8. EVT，デブリードマン後 1 週間

WBC 7400，CRP 3.16，感染は鎮静化している．
足底にはショパール関節レベルまで潰瘍が存在している．潰瘍のあるレベルで切断すると，
ショパール離断術（点線）となり歩行機能が維持できない可能性が高い．そのため TMA が可能
となるレベル（実線）までの肉芽形成を目指しメンテナンスデブリードマンを行った．

a | b

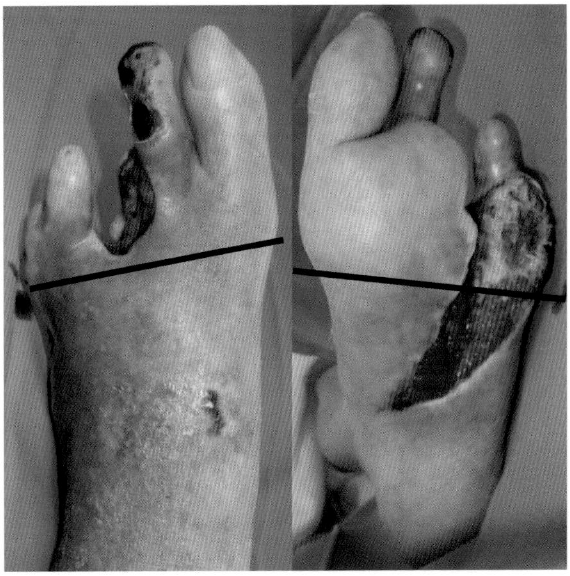

図 9.
TMA 前
足底はショパール関節レベルから中足
骨骨幹レベルまで肉芽で覆われた．
MTP 関節部には肉芽形成を認めない
ため，TMA で切断した（実線）．

症　例：80 代，男性
　現病歴：左足の皮膚変色を認め近医を受診し
た．CLI を疑われ，精査加療目的に受診した．
　初診時所見：第 2, 3 趾の黒色化と足部全体の発
赤を認めた．血液検査では WBC 17200，CRP
16.67 であり，感染を伴う CLI と診断した（図 7）．
　治療経過：EVT と感染鎮静化のためのデブ
リードマンを同日に施行した．術翌日より残存す

る壊死組織のメンテナンスデブリードマンを開始
した．足底潰瘍は中足骨レベルより中枢まで及ん
でいたため，中足骨の温存を目指し，メンテナ
ンスデブリードマンを行った（図 8）．術後 6 週間
で中足骨を温存できる程度まで肉芽形成を認めた
が，MTP 関節レベルの肉芽形成は望めなかった
ため TMA を施行した（図 9）．断端部は開放創と
し，3 週間メンテナンスデブリードマンを行った

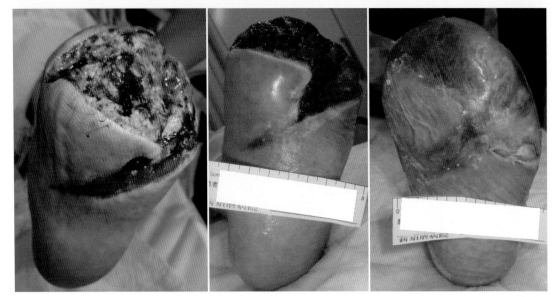

図 10.　　　　　　　　　　　　a｜b｜c

a：TMA 後 2 日目．メンテナンスデブリードマンを行った．
b：TMA から 21 日後．良好な肉芽形成を認める．
c：術後 3 か月．杖歩行可能である．

後, NPWT を開始した．2 週間 NPWT を施行し，分層植皮術で創を閉鎖した．創が閉鎖するまでに約 3 か月かかった（図 10）．

まとめ

広範囲潰瘍や感染を伴う CLI が歩行機能を維持するためには，中足骨の温存が可能な末梢血行再建術，デブリードマン，創傷管理が必要である．また ADL の低下を予防するため，治療期間の短縮も必要である．

参考文献

1) 辻　依子ほか：重症下肢虚血における末梢血行再建術の選択—形成外科の立場から—．創傷．**5**：132-136，2014.
　Summary　創傷治療の観点から，適切な末梢血行再建術の選択について述べている．
2) Iida, O., et al.：Angiographic restenosis and its clinical impact after infrapopliteal angioplasty. Eur J Vasc Endovasc Surg. **44**：425-431, 2012.
　Summary　下肢 EVT 後の再狭窄は施行後 3 か月で約 73% であった．
3) 北野育郎ほか：重症下肢虚血に対する血行再建術の治療成績—バイパス術と血管内治療の比較検討—．脈管学．**50**：287-293，2010.
　Summary　足潰瘍を有する CLI におけるバイパス術後と血管内治療後の治療成績を比較している．
4) 辻　依子ほか：重症下肢虚血患者における下肢切断レベルにより歩行機能への影響．日形会誌．**30**：670-677，2010.
　Summary　CLI 患者において下肢切断レベルによる歩行機能の変化を検討している．
5) 陳　隆明：リハビリテーション医の立場から．重症虚血肢診療の実践—集学的治療によるアプローチ．飯田　修編，南都伸介監修．144-149，南江堂，2008.
　Summary　下肢切断後の義足歩行について述べている．
6) Attinger, C. E., et al.：Angiosomes of the foot and ankle and clinical implications for limb salvage：Reconstruction, incisions, and revascularization. Plast Reconstr Surg. **117**：261S-293S, 2006.
　Summary　足部の詳細な angiosome について述べている．
7) 辻　依子ほか：【糖尿病性足潰瘍の局所治療の実践】小切断手術方法と術後歩行機能．PEPARS．**85**：52-58，2014.
　Summary　末梢血行再建術後に末梢血流を阻害しない切断方法について述べている．
8) Gabriel, A., et al.：Use of negative pressure

wound therapy with automated, volumetric instillation for the treatment of extremity and trunk wounds ; clinical outcomes and potential cost-effectiveness. Eplasty. **14** : e41, 2014.
Summary NPWT と NPWT i-d の治療成績を比較検討している.

9) Gupta, S., et al. : Clinical recommendations and practical guide for negative pressure wound therapy with instillation. Int Wound J. **13** : 159-174, 2016.
Summary NPWT i-d の使用により細菌量が減少したと報告している.

10) Goss, S. G., et al. : Negative pressure wound therapy with instillation (NPWTi) better reduces post-debridement bioburden in chronically infected lower extremity wounds than NPWT alone. J Am Coll Clin Wound Spec. **4** : 74-80, 2014.

11) Conte MS : Challenges of distal bypass surgery in patients with diabetes : Patients selection, techniques, and outcomes. J Vasc Surg. **52** : 96-103, 2010.
Summary バイパス術後の再狭窄率について検討している.

12) Fukunaga, M., et al. : Clinical effects of planned endovascular therapy for critical limb ischemia patients with tissue loss. J Atheroscler Thromb. **26** : 294-301, 2019.
Summary Planned EVT により治療期間が短縮した.

日常診療で役立つ「足関節ねんざ症候群」の解説書！

足関節ねんざ症候群
―足くびのねんざを正しく理解する書―

編集　**高尾昌人**（重城病院 CARIFAS 足の外科センター所長）

2020 年 2 月発行　B5 判　208 頁　定価（本体価格 5,500 円＋税）

最新の「足関節ねんざ症候群」の知識をわかりやすく整理し、実地医療に重点を置いてまとめた一書！
知識のアップデートに役立つ本書をぜひお手に取りください！

主な目次

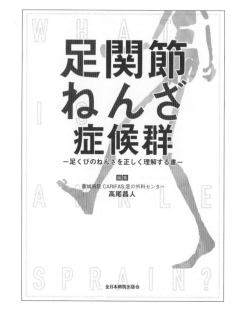

全日本病院出版会　〒113-0033 東京都文京区本郷 3-16-4　Tel：03-5689-5989
www.zenniti.com　　　　　　　　　　　　　　　　　　　　　Fax：03-5689-8030

PEPARS　No.162：53-60，2020

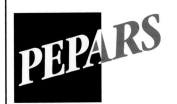

◆特集／重症下肢虚血治療のアップデート

遊離皮弁による重症下肢虚血の治療

石川昌一*¹　市岡　滋*²

Key Words：重症下肢虚血（critical limb ischemia；CLI），遊離皮弁（free flap），肩甲皮弁（scapular flap），傍肩甲皮弁（parascapular flap），肩甲回旋動脈穿通枝皮弁（circumflex scapular artery perforator flap）

Abstract　　重症下肢虚血に対する遊離皮弁移植は，全身合併症のリスクが高く，手術手技も難度が高いが，再発予防，歩行機能の温存という点において効果的な治療法である．

遊離皮弁移植のための血行再建は，創部の血流を改善するだけでなく，創部付近に良好な血流の移植床動脈を形成する必要がある．移植床動脈の血行再建として，まずはバイパス手術を検討するが，血管内治療を選択することも多い．血管内治療を選択した場合，治療後の動脈の再狭窄が問題となるため，遊離皮弁移植の前後で計画的に血管造影を行い，必要であれば同時に血管内治療を行う．移植皮弁は肩甲皮弁を主として，幅や長さが必要な場合には傍肩甲皮弁を，肥満体型の症例や足背部の再建では肩甲回旋動脈穿通枝皮弁を選択しており，血管吻合は動脈，静脈ともに端側吻合を行っている．

良好な成績を得るため，再建外科医は遊離皮弁移植だけでなく，移植床動脈の血行再建から術後の装具療法まで幅広く理解し，緻密な計画のもと治療を行うことが重要である．

はじめに

一般的な足の再建手術と同様，重症下肢虚血でも足底や踵などの荷重部や足の切断端，腱が露出した創部では，皮弁による再建が望ましい．下肢動脈の血流に問題がなければ内側足底皮弁などの局所皮弁が考慮されるが，重症下肢虚血では下肢の動脈に血流障害があるため，局所皮弁は適応外であり，遊離皮弁が唯一の選択となる．

足底や踵などの荷重部に対して植皮術を行うと一時的には治癒するが，多くは難治性の胼胝や潰瘍となり再発するため，荷重やずれ力に強い遊離皮弁での再建が望ましい．また，足の切断端に対する皮膚や軟部組織による断端形成では足をさらに近位で切断する必要があるが，遊離皮弁による断端形成では追加の切断が不要で足を長く残すこ

とができるため，歩行機能を温存することができる（症例1）．さらに，腱が露出した創部に対して植皮術を行うためには腱の切除が必要になることが多いが，遊離皮弁による再建では腱を温存できるため，術後の足趾や足の変形を防ぐことができる（症例2）．

加えて，重症下肢虚血に対する遊離皮弁移植は，皮弁を介して創部へ血流を供給する nutrient flap としての効果[1]も期待できる．重症下肢虚血では血行再建を行っても創部に良好な肉芽が形成されないことがあるが，創部付近に良好な血流の移植床動脈があれば，遊離皮弁を移植することによって移植床動脈から皮弁を介して創部へ血流が供給され，創部を治癒することができる（症例1）．ただし，血流不良な創部に対する遊離皮弁移植は，創部が治癒しない可能性もあるため，患者が強く救肢を強く望み，他に治療法がない場合に限り施行する．

その一方，重症下肢虚血の症例は糖尿病や心疾患，腎不全など多くの合併症を有するため，長時

*¹ Shoichi ISHIKAWA，〒350-0495　埼玉県入間郡毛呂山町毛呂本郷 38　埼玉医科大学形成外科，助教
*² Shigeru ICHIOKA，同，教授

間の手術は全身合併症のリスクが高い．さらに，血行再建を必要とするような動脈硬化による変性が強い動脈を移植床血管として血管吻合を行うため，手術手技も難度が高く，遊離皮弁移植の適応は慎重に決定すべきである．

我々は，① 患者との意思疎通が可能で救肢を強く望んでいること，② 長時間の手術に耐え得る全身状態であること，③ 創部付近に移植床動脈として選択可能な血管が存在すること，④ 創部の感染が制御されていることの4つの条件を満たした症例を適応としている．

本稿では重症下肢虚血の治療における移植床動脈の血行再建や移植皮弁の選択，遊離皮弁移植術，術後管理について述べる．

移植床動脈の血行再建

重症下肢虚血に対するバイパス手術と遊離皮弁移植は1985年に初めて報告され[2]，本邦を含め多くの報告[3][4]がある．一方，血管内治療と遊離皮弁移植の報告はまだ少ないが[5]～[7]，血管内治療における技術やデバイスの進歩は著しく，本邦でも「EVT first」の施設が増加していることから，今後は移植床動脈の血行再建として血管内治療が選択される症例が増加すると予想される．

遊離皮弁移植のための血行再建は一般的な重症下肢虚血の血行再建と異なり，創部の血流を改善するだけでなく，創部付近に良好な血流の移植床動脈を形成する必要がある．そのため，遊離皮弁移植が想定される症例では，再建外科医が血行再建（バイパス手術，血管内治療）から治療計画を立てることが望ましい．

移植床動脈の血行再建は，広範囲の閉塞病変や若年で身体的活動性が高い症例であれば，まずは豊富な血流を末梢へ供給できるバイパス手術を検討する．我々はバイパス手術から遊離皮弁移植まで2週間以上の期間を設けているが，その理由は，バイパス手術後に血流が安定するのを待つためと，バイパス手術による創部の変化をみるためである．バイパス手術部より末梢側の動脈を移植床血管とする場合，血管造影を行い，狭窄病変があれば同時に血行再建を行う．

一方，限局した閉塞病変やバイパス手術に適した末梢吻合動脈がない症例，複数回の長時間の全身麻酔が困難な症例では，血管内治療を選択する．血管内治療では治療後の動脈の再狭窄が問題となり，膝下の狭窄病変に対する血管内治療後3か月目の再狭窄率は73%との報告があるが[8]，実際には1か月程度で再狭窄することも多い．そのため，遊離皮弁移植術の1週間前，1か月後に血管造影を行い，必要であれば同時に血管内治療を行う．

また，遊離皮弁移植術前には超音波検査で動脈吻合予定部位の血流速度や血流量，移植床動脈の伴走静脈の有無や太さを評価し，参考にする．

移植皮弁の選択

足の再建では，術後の荷重やずれ力，免荷装具の着用を考慮する必要がある．背部から採取する皮弁は真皮が厚いため，荷重に強く，再発時に重症化しにくいため，足の再建に適している．本邦では広背筋皮弁や腹直筋皮弁による再建の報告が多いが[2][3]，我々は肩甲皮弁を主とし，幅や長さが必要な場合には傍肩甲皮弁を，肥満体型の症例や足背部の再建では肩甲回旋動脈穿通枝皮弁[9]を選択している．その理由は，筋体を含む皮弁では筋体の萎縮によってずれ力が生じ潰瘍となるリスクがあるためと，術後の靴や免荷装具の着用を考慮するとなるべく薄い皮弁での再建が望ましいためである．

肩甲回旋動脈の横行枝を利用する肩甲皮弁を主に選択する理由は，手術範囲が上背部のみにとどまり，胸背動脈を血管柄とする皮弁（広背筋皮弁，胸背動脈穿通枝皮弁）を再発時の再建皮弁として温存できるためである．一方，肩甲回旋動脈の下行枝を利用する傍肩甲皮弁は，採取する部位が一致するため胸背動脈を血管柄とする皮弁を温存できないが，肩甲皮弁よりも大きく採取することができる．そのため，幅や長さが必要な大きな欠損を再建する場合には傍肩甲皮弁を選択する．また，肩甲回旋動脈穿通枝皮弁は浅筋膜上もしくは浅筋膜下で挙上することにより肩甲皮弁の半分程度の薄さで採取できるため，肥満体型の症例や足背部の再建のように肩甲皮弁ではbulkyな場合に選択する．本皮弁は胸背動脈穿通枝皮弁や前外側

大腿皮弁などの穿通枝皮弁と比べると，解剖学的変異が少なく挙上は容易である．

外側広筋弁[5]や前外側大腿皮弁[6][7]による再建の報告もあるが，重症下肢虚血ではこれらの皮弁の血管柄である外側大腿回旋動脈にも狭窄病変が存在する可能性があるため，重症下肢虚血に対する移植皮弁としては適していないと考える．

遊離皮弁移植術

体位は移植床動脈によって決定する．我々は肩甲回旋動脈を血管柄とする遊離皮弁により再建するため，移植床動脈が後脛骨動脈であれば患肢を下とする側臥位，前脛骨動脈であれば患肢を上とする側臥位で行い，術中の体位変換は行わない．手術時間短縮のため，移植床血管の確保とデブリードマンを行うチーム，皮弁を採取するチームの2チームで手術を行う．

動脈の吻合法は，端側吻合を選択している．その理由は，肩甲皮弁で再建する場合，端側吻合では肩甲下動脈より末梢の肩甲回旋動脈までの採取にとどめることができ，前述したように胸背動脈を血管柄とする皮弁を再発時に備えて温存できるためである．吻合部より末梢側への血流を温存する吻合法として，他にflow-through吻合があるが，端側吻合とは異なり，肩甲下動脈から胸背動脈までを血管柄として採取する必要があり，胸背動脈を血管柄とする皮弁を温存できないため，選択していない．

移植床動脈は，バイパス手術のグラフト血管が足関節付近にある場合，グラフト血管（主に大伏在静脈）を使用する．グラフト血管は太く硬化変性もないため，端側吻合の際の側孔を開ける手技や血管吻合は容易である．ただし，グラフト血管を露出する際，グラフト血管の末梢吻合部付近は瘢痕による癒着が強い場合があり，グラフト血管を損傷するリスクがあるため，顕微鏡下での操作が望ましい．

一方，バイパス手術部より末梢側の動脈や血管内治療後の動脈を移植床動脈とする場合，動脈硬化による変性が強いため，端側吻合における側孔を作成する手技や動脈吻合の難度は高い．移植床動脈の吻合部位は，血管造影や超音波検査，X線写真を参考に，石灰化病変が少ない部位を選択する．移植床動脈の露出では，足の血流をできるだけ温存するため，分枝は結紮せず，動脈吻合時のみクリップにて阻血する．また，足の阻血時間を少なくするため，血管吻合では静脈から吻合し，動脈吻合時のみ移植床動脈を阻血する．

移植床動脈の側孔は，11番メスで小さく全層を切開した後，マイクロ剪刀で少しずつ切開を広げて作成する．石灰化病変により11番メスで全層を切開できない場合も多いが，その場合は外膜を切開した後，石灰化部分を鑷子で除去し，内膜を切開する．動脈吻合は，移植床動脈の内膜が剥がれることを防ぐため，両端針を使用するか，針を通す順序を工夫し，必ず内膜側から針を通す．主に8-0PVDF（ポリフッ化ビニリデン，商品名：アスフレックス）を使用するが，石灰化病変により針が貫通しない場合には7-0PVDFを使用し，後壁，前壁の順にそれぞれ結節縫合を行う．

移植床静脈は，移植床動脈の伴走静脈を選択し，皮弁の血管柄の静脈が2本ある場合には2本とも吻合する．吻合法として，以前は端々吻合を選択していたが，最近は端側吻合を選択している．重症下肢虚血では皮弁の血管柄の静脈よりも移植床静脈の方が細いことが多く，その口径差も大きい．そのため，端々吻合は手技の難度が高く，吻合後も血流が太い静脈から細い静脈へと流れるため，血栓形成のリスクが高い．一方，端側吻合は口径差があっても吻合可能であり，移植床静脈の静脈還流も温存できるため，重症下肢虚血の静脈吻合に適している．

移植床静脈の側孔は，動脈と同様の方法で作成することが多いが，静脈が細い場合には11番メスでスリット状に切開するのみにとどめる．静脈吻合は9-0ナイロン，もしくはは10-0ナイロンを使用し，後壁，前壁の順にそれぞれ連続縫合を行う．

術後管理

創部の安静が保てず，足関節の動きにより血管柄のトラブルが危惧される場合のみ，ギプス固定を行う．術中の足関節の角度と異なる角度にギプ

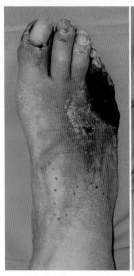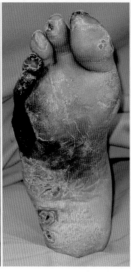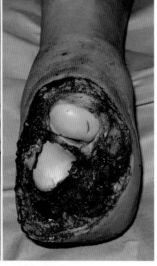

a|b|c

図 1.
症例 1：デブリードマン
　a，b：術前
　　　右第Ⅳ，Ⅴ趾が壊死してお
　　　り，中枢側に感染が広がって
　　　いる．足背側は足先から点線
　　　部まで握雪感あり．足底側は
　　　広範囲に壊死している．
　c：手術終了時．ショパール離
　　　断を行った．

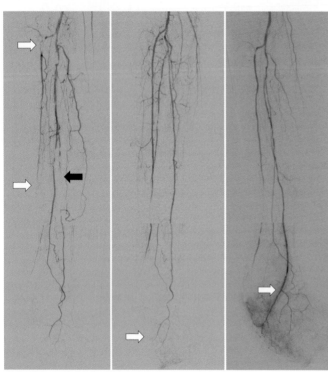

a|b|c

図 2.
症例 1：血管造影
　a：血管内治療前
　　　前脛骨動脈（白矢印），後脛骨動脈（黒矢印）
　　　に閉塞病変あり
　b：血管内治療後
　　　前脛骨動脈，後脛骨動脈に対して血管内治
　　　療を行った．前脛骨動脈は血管内治療後も
　　　slow flow．内側足底動脈，外側足底動脈
　　　から切断端へ血流はあるが，乏しい（矢印）．
　c：遊離皮弁移植術後 1 か月目
　　　矢印：皮弁の肩甲回旋動脈と後脛骨動脈の
　　　端側吻合部
　　　後脛骨動脈から皮弁を介して切断端へ良好
　　　な血流が供給されている．

ス固定すると，血管柄が折れ曲がり皮弁の血流障害が起こることがあるため，良肢位にはこだわらず，術中の足関節の角度を再現することを優先する．

　術後の抗凝固療法は，もともと内服している抗凝固薬の内服と，術後 1 週間のみプロスタグランディン E$_1$ の点滴を行う．

　患肢の下垂は遊離皮弁移植術後 3 週目より徐々に開始し，歩行は免荷装具が完成してから開始する．免荷装具は，足関節の可動性にもよるが，足趾切断後や踵を再建した症例ではインソールもし

くは靴型装具を，中足骨切断後やリスフラン離断後の症例では短下肢装具を，ショパール離断後の症例では果義足を作成することが多い．

　遊離皮弁移植術後 1 か月目に血管造影を行い，創部の治癒遅延があり，移植床動脈や創部へ血流を供給する動脈に狭窄病変があれば，同時に血管内治療を行う．

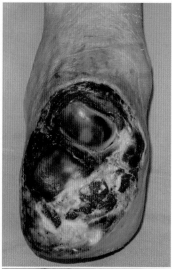
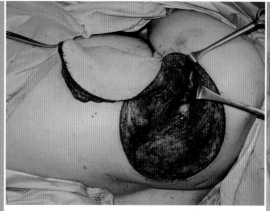
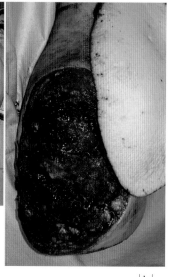

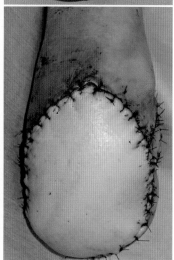

▲図 3.
症例 1：遊離皮弁移植術（血管内治療後 12 日目）

　a：術前．全体的に肉芽形成は不良である．
　b：遊離皮弁挙上時．15×9 cm の左肩甲皮弁を筋膜上で挙上した．
　c：デブリードマン後．距骨と踵骨の表面を削り，壊死組織のデブリードマンを
　　　行った．
　d：手術終了時．皮弁の肩甲回旋動静脈と後脛骨動静脈をそれぞれ端側吻合した．

a	b	c
d		

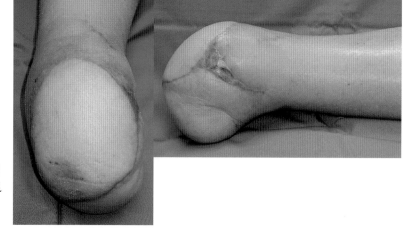

図 4. ▶
症例 1：遊離皮弁移植術後 7 か月目
皮弁は全生着し，再発なし．果義足
を着用し，屋内歩行可能である．

症例 1：67 歳，男性

既往歴：糖尿病，脳梗塞，心筋梗塞，慢性腎不全
　右第Ⅳ，Ⅴ趾壊疽からの感染で緊急入院．同日，
ショパール離断術を施行した（図 1）．入院 9 日目
に血管造影を行い，前脛骨動脈，後脛骨動脈に閉
塞病変があったため，同時に血管内治療を施行し
た（図 2-a, b）．その後も創部の肉芽形成は不良で
あったが，踵の温存を強く希望したため，nutrient
flap としての効果を期待し，入院 21 日目に遊離皮
弁移植術を施行した．15×9 cm の左肩甲皮弁を筋

膜上で挙上し，皮弁の肩甲回旋動脈を後脛骨動脈
に端側吻合，皮弁の肩甲回旋静脈は 2 本あり，ど
ちらも後脛骨動脈の伴走静脈に端側吻合した（図
3）．遊離皮弁移植術後 1 か月目の血管造影では，
移植床動脈である後脛骨動脈に狭窄病変はなく，
血管内治療は行わなかった（図 2-c）．皮弁は壊死
なく，全生着した．遊離皮弁移植術後 7 か月が経
過し，再発なく，果義足を着用し屋内歩行可能で
ある（図 4）．

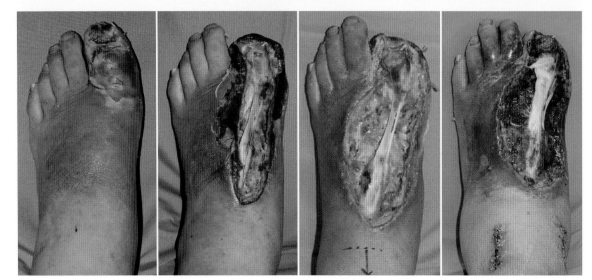

図5. 症例2：初診時から遊離皮弁移植までの経過　a|b|c|d

a：初診時．左母趾潰瘍から長母趾伸筋腱に沿って感染あり

b：2回目のデブリードマン前．潰瘍周囲の皮膚が壊死したため，追加のデブリードマン
　を計画した．

c：バイパス手術前．創部の肉芽形成は不良で，感染も制御できていない．

d：遊離皮弁移植術前（バイパス手術後17日目）．創部の肉芽形成が著明に改善し，感染
　も制御されている．

a|b|c

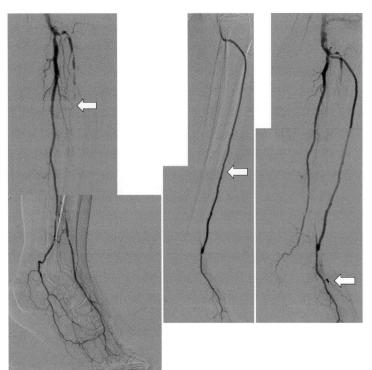

図6.

症例2：血管造影

　　a：バイパス手術前．前脛骨動脈に広範囲
　　　の閉塞病変（矢印）があり，バイパス手術
　　　を計画

　　b：バイパス手術後
　　　矢印：膝窩-前脛骨動脈バイパス手術のグ
　　　ラフト血管（矢印）
　　　移植床動脈となる足背動脈に狭窄病変が
　　　ないことを確認

　　c：遊離皮弁移植術後1か月目
　　　矢印：皮弁の肩甲回旋動脈と足背動脈の
　　　端側吻合部

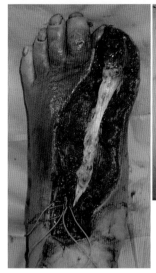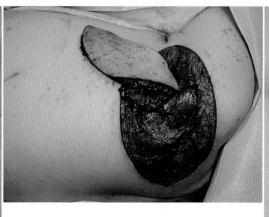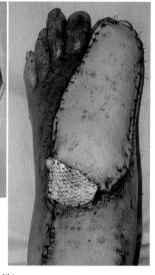

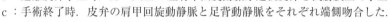

図 7. 症例 2：遊離皮弁移植術（バイパス手術後 17 日目）
　a：デブリードマン，移植床血管の露出後．長母趾伸筋腱を温存してデブリードマン
　　を行い，移植床血管となる足背動静脈を露出した．
　b：遊離皮弁挙上時．18×8 cm の左肩甲回旋動脈穿通枝皮弁を浅筋膜上で挙上した．
　c：手術終了時．皮弁の肩甲回旋動静脈と足背動静脈をそれぞれ端側吻合した．

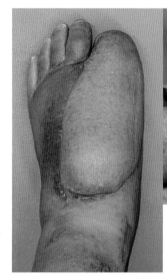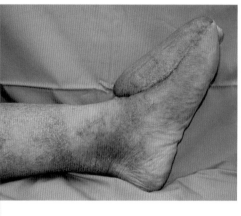

図 8.
遊離皮弁移植術後 5 か月目
皮弁は全生着し，再発なし．靴型装具を
着用し，屋外歩行可能である．

　症例 2：53 歳，男性

　既往歴：糖尿病，慢性腎不全（透析），対側の
ショパール離断後

　右母趾潰瘍からの感染で緊急入院．同日に母趾
切断を，入院 7 日目に追加でデブリードマンを施
行したが，長母趾伸筋腱は温存した（図 5-a，b）．
入院 16 日目に血管造影を行い，前脛骨動脈の広範
囲の狭窄病変があったため，入院 19 日目に膝窩―
前脛骨動脈バイパス手術を施行した（図 6-a，b）．
その後の創部の経過は良好であり（図 5-c，d），入

院 36 日目に遊離皮弁移植術を施行した．BMI が
26.7 kg/m^2 とやや肥満体型で，足背部の再建でも
あったため，移植皮弁は肩甲回旋動脈穿通枝皮弁
を選択した．18×8 cm の左肩甲回旋動脈穿通枝皮
弁を浅筋膜上で挙上し，皮弁の肩甲回旋動脈を足
背動脈に端側吻合，皮弁の肩甲回旋静脈は 1 本の
みであり，足背動脈の伴走静脈に端側吻合した
（図 7）．皮弁は壊死なく，全生着した．遊離皮弁
移植術後 5 か月が経過し，再発なく，靴型装具を
着用し屋外歩行可能である（図 8）．

まとめ

重症下肢虚血に対する遊離皮弁移植は，全身合併症のリスクが高く，手術手技も難度が高いが，再発予防，歩行機能の維持という点において効果的な治療法である．

良好な成績を得るため，再建外科医は遊離皮弁移植だけでなく，移植床動脈の血行再建から術後の装具療法まで幅広く理解し，緻密な計画のもと治療を行うことが重要である．

参考文献

1) Mimoun, M., et al.：The nutrient flap：a new concept of the role of the flap and application to the salvage of arteriosclerotic lower limbs. Plast Rconstr Surg. **84**：458-467, 1989.
2) Briggs, S. E., et al.：Distal revascularization and microvascular free tissue transfer：an alternative to amputation in ischemic lesions of the lower extremity. J Vasc Surg. **2**：806-811, 1985.
3) 東　信良ほか：Bypass と遊離筋皮弁による Foot Salvage. 日血外会誌. **14**：151-158，2005.
4) 匂坂正信ほか：【下肢潰瘍・下肢静脈瘤へのアプローチ】重症下肢虚血に対する血管柄付き遊離皮弁移植術の適応とコツ．PEPARS. **140**：38-49, 2018.
5) Huang, C. C., et al.：Endovascular revascularization and free tissue transfer for lower limb salvage. J Plast Reconstr Aesthet Surg. **67**：1407-1414, 2014.
6) Jang, Y. J., et al.：Successful lower extremity salvage with free flap after endovascular angioplasty in peripheral arterial occlusive disease. J Plast Reconstr Aesthet Surg. **67**：1136-1143, 2014.
7) Chou, C., et al.：Combination of Vascular Intervention Surgery and Free Tissue Transfer for Crtitical Diabetic Limb Salvage. Ann Plast Surg. **77**：S16-S21, 2016.
8) Iida, O., et al.：Angiographic restenosis and its clinical impact after infrapopliteal angioplasty. Eur J Vasc Endovasc Surg. **44**：425-431, 2012.
9) Dabernig, J., et al.：The thin circumflex scapular artery perforator flap. J Plast Reconstr Aesthet Surg. **60**：1082-1096, 2007.

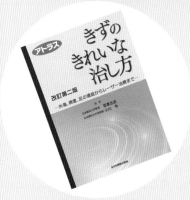

アトラス

きずの きれいな 治し方

改訂第二版

─外傷、褥瘡、足の壊疽からレーザー治療まで─

編集／日本医科大学教授　百束比古　　日本医科大学准教授　小川　令
2012 年 6 月発行　オールカラー　B5 判　192 頁　定価(本体価格 5,000 円＋税)

「きず」をいかに少なく目立たなくするかをコンセプトとして、
オールカラーアトラス形式はそのままに、詳細な縫合法、褥瘡、
瘢痕拘縮など、内容を大幅ボリュームアップして大改訂！
「きず」を診る全ての医師、看護師の方々、是非手にお取り下さい！

(株)全日本病院出版会

〒 113-0033　東京都文京区本郷 3-16-4
TEL：03-5689-5989　FAX：03-5689-8030
www.zenniti.com

PEPARS No.162：62-69, 2020

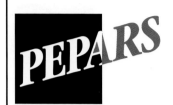

◆特集／重症下肢虚血治療のアップデート

重症下肢虚血に対する再生治療
—自家 CD34 陽性細胞移植—

藤田靖之*1　川本篤彦*2

Key Words：血管新生(angiogenesis)，血管内皮前駆細胞(endothelial progenitor cell；EPC)，血管発生(vasculogenesis)，CD34 陽性細胞(CD34-positive cell)，重症下肢虚血(critical limb ischemia；CLI)

Abstract　慢性の重症下肢虚血(critical limb ischemia；CLI)に対しては疼痛コントロール，リスクファクター管理，潰瘍・壊疽に対する創傷治療とともに，外科的バイパス手術や血管内治療による血行再建が可能な限り試みられている．しかし，血行再建の適応がない，あるいは治療抵抗性の患者は，きわめて予後不良である．このような CLI 患者に対する新しい治療戦略として，1990 年代より血管増殖因子のタンパク・遺伝子治療，そして 1997 年に血管内皮前駆細胞(endothelial progenitor cell；EPC)がヒトの末梢血単核球の一成分(CD34 陽性分画)として存在することが証明されて以来，2000 年代からは細胞治療が試みられてきた．特に，多彩な機能を併せ持つ細胞治療は現在，高い注目を集めている．本稿では，CLI に対し，2003 年以降現在に至るまで，筆者らが開発を進めてきた自家 CD34 陽性細胞を用いた下肢血管再生治療を中心に，遺伝子治療そして EPC 分画を含むその他の細胞治療についても概説する．

血管新生療法（タンパク治療と遺伝子治療）

1990 年代より，血管内皮増殖因子(vascular endothelial growth factor；VEGF)，線維芽細胞増殖因子(fibroblast growth factor；FGF)，肝細胞増殖因子(hepatocyte growth factor；HGF)などの組み換えタンパクを用いて，既存の血管から新しい血管枝を形成させる血管新生(angiogenesis)を狙った治療が試みられたが，組み換えタンパクは半減期が短く，1 回の投与で十分な効果を得ることができないため，全身への大量反復投与が必要となる．替わって，血管増殖因子をコードした外来遺伝子をウイルスベクターを介して細胞内へ導入する方法，またはベクターを介さない方

法として naked plasmid DNA を直接投与する方法が用いられた．血管増殖因子の中でも VEGF，酸性線維芽細胞増殖因子(acidic FGF；aFGF/FGF-1)および HGF については，これまでに末梢動脈疾患(peripheral artery disease；PAD)患者を対象に比較的大規模なランダム化比較試験(randomized clinical trial；RCT)が行われてきた．

1．VEGF 遺伝子治療

Baumgartner ら[1]は CLI 患者 9 例 10 肢を対象に，ヒト VEGF165 遺伝子をコードした naked plasmid(phVEGF165)の筋肉内投与に関する第 I 相試験を行った．その結果，血管造影上の側副血行路の発達，足関節上腕血圧比(ankle brachial index；ABI)の改善や難治性潰瘍の改善効果が認められ，さらに，有害事象は一過性の下腿浮腫のみであった．Kusumanto ら[2]は，糖尿病を合併する CLI 患者 54 例を対象に phVEGF165 治療に関する二重盲検 RCT を実施した．治療群では，プラセボ群に比して有意な血行動態および潰瘍の改善が認められ，安全性にも問題がなかったが，主

*1 Yasuyuki FUJITA，〒650-0047　兵庫県神戸市中央区港島南町 2-2　先端医療センター内公益財団法人神戸医療産業都市推進機構医療イノベーション推進センターメディカルイノベーションディビジョン
*2 Atsuhiko KAWAMOTO，同，事業統括

要評価項目である投与100日目における大切断率は両群間に有意差がなかった.

2. aFGF/FGF-1遺伝子治療

CLI患者125例に対するaFGF遺伝子をコードしたnaked plasmid（NV1FGF）治療の第II相二重盲検RCT（TALISMAN trial[3]）では，主要評価項目である投与後25週での1箇所以上の潰瘍の完全治癒の割合は両群間で差がなかったものの，プラセボ群に比して，治療群において全切断および大切断率が有意に低いという成績が報告された．ところが，CLI患者525例を対象にした第III相RCT（TAMARIS trial[4]）では，主要評価項目である下肢大切断，死亡率について，プラセボ群に対するNV1FGF治療群の優位性は認められず，CLIに対する本製品の開発は中止された.

3. HGF遺伝子治療

2004年に国内において，Morishitaら[5]により，CLI患者6例6肢（閉塞性動脈硬化症（arteriosclerosis obliterans；ASO）：3例，バージャー病（thromboangiitis obliterans；TAO）3例）を対象としたパイロット試験（stage 1）の結果が報告された．ヒトHGF遺伝子をコードしたnaked plasmid DNAを罹患側下肢筋肉内に投与した．重篤な有害事象および下腿浮腫は発生せず，投与後12週において安静時疼痛，ABIおよび虚血性潰瘍の改善効果が認められた．続いて，Stage 2試験[6]として17例22肢（Fontaine分類IIb度：7肢，III度：4肢，IV度：11肢；ASO：14肢，TAO：8肢）に，naked HGF plasmid DNAの用量漸増試験が行われ，投与後2年までの安静時疼痛，ABIおよび虚血性潰瘍の改善効果維持，ならびに安全性が示された[7]．米国では，CLI患者104例を対象に，二重盲検RCT（HGF-STAT試験[8]）が実施された．低用量群26例，中用量群25例，高用量群27例およびプラセボ群26例に筋肉内投与された．投与前30日間の観察期間中に15 mmHg以上の組織酸素分圧（transcutaneous oxygen pressure：$TcPO_2$）の改善が認められた症例を除外した73例を対象とした解析では，$TcPO_2$のベースラインと投与後6か月の間の変化量は，プラセボ群に比して高用量群で有意に改善効果が大きかった．しかし，虚血性潰瘍，安静時疼痛およびABIにおいては4群間の有意な差異は認められなかった．naked HGF plasmid DNAの有効性を検証するべく，CLI患者46例を対象に，国内第III相二重盲検RCTが実施された[9]．中間解析（有効性解析対象40例）において，主要評価項目である投与後12週における安静時疼痛または潰瘍サイズが改善した患者の割合はプラセボ群に比較して治療群で有意に高い結果であり，naked HGF plasmid DNAの忍容性にも問題がないことから早期に被験者登録が終了されたが，薬事承認には至らなかった．2014年からは，ASOによるCLI患者を対象に大規模な国際共同第III相RCT（ClinicalTrials.gov，number NCT02144610）が開始されたが，症例の組み入れに難渋し，目標500例に対し46例の患者が組み入れられた後，中止となった．上記諸試験の結果等を踏まえ，naked HGF plasmid DNA（ベペルミノゲン ペルプラスミド［コラテジェン®］）は国内で2019年3月に再生医療等製品として製造販売承認を取得した.

EPCの発見

CD34表面抗原は，分子量約115 kDの単鎖膜貫通型リン酸化糖タンパクであり，1984年に造血幹細胞のマーカーとして同定された[10]．現在，白血病などの造血器腫瘍や他の悪性腫瘍に対する大量の化学療法や放射線療法の後に行われる造血幹細胞移植の際に，造血幹細胞の指標として一般に使用されている．ところが，1997年にAsaharaらが，成体の末梢血単核球の一成分（CD34陽性細胞）中における血管内皮前駆細胞（endothelial progenitor cell；EPC）の存在を同定したことにより[11]，CD34抗原は造血幹細胞のみならずEPCのマーカーとしても知られるようになった．また，Gehlingら[12]は，未分化な造血幹細胞マーカーであるAC133（CD133）を表面マーカーとして有する末梢血中の細胞が血管内皮系列へ分化し得るこ

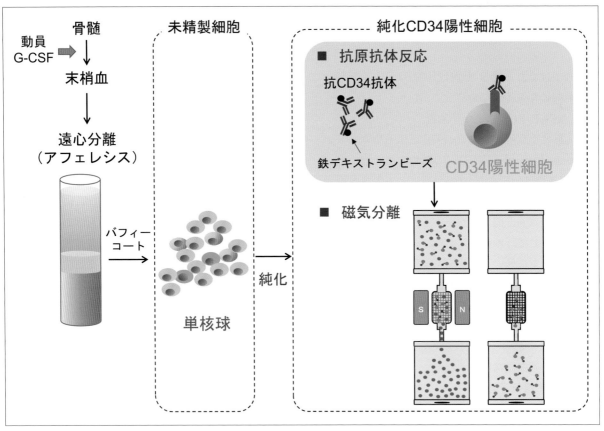

図 1. CD34 陽性細胞の磁気分離方法の基本原理

とを報告し，AC133 も EPC マーカーの 1 つであることが判明した．

　従来，成体の血管形成メカニズムとして，既存の成熟血管内皮細胞の増殖・遊走による angiogenesis が提唱されてきたが，これらの発見により，血管新生とは異なる血管発生（vasculogenesis）という新しい概念が生まれ，以後，成体の新たな血管形成は血管新生と血管発生の相互作用により起こると考えられている．

　また，EPC を介した血管形成の機序として，vasculogensis に加え，EPC からの VEGF，HGF，angiopoietin-1（Ang-1），stromal cell-derived factor-1（SDF-1），insulin-like growth factor-1（IGF-1）などの血管増殖因子を含むタンパク質のみならず，リボ核酸（RNA）や microRNA を含むエクソソームが分泌され，受容体を介した機序および遺伝子機序により，‘paracrine 効果’の 1 つとして angiogenesis にも寄与することが明らかになってきた．このように幹細胞および前駆細胞は

タンパク・遺伝子治療とは異なり，多彩なメカニズムによる新規血管形成能を有することから，治療的新規血管形成の魅力的なツールとみなされるようになった．

細胞治療

　2000 年代以降，現在までに，CLI 患者を対象に，種々の細胞治療が試みられてきた．細胞は臍帯血を除き，多くの場合，自家細胞が用いられ，自家細胞源は骨髄，末梢血（（granulocyte-colony stimulating factor；G-CSF）動員または非動員），あるいは脂肪組織が代表的あるが，中でも骨髄が最も多く用いられてきた．細胞採取後の処理方法は，大きく 3 つに分類され，1)比重勾配遠心分離法または血液成分分離法により，骨髄液および末梢血中の単核球（mononuclear cell；MNC）を得る方法，2)CD34 や CD133 に対する特異的な磁気ビーズ付き抗体を用いた磁気細胞分離法（図 1）や EPC 分画に特異的な酵素活性を利用した ALD-

Hbr(aldehyde dehydrogenase bright)細胞分離などにより，MNC 中に 0.1-2% 含まれる EPC を純化・抽出する方法，3)骨髄，脂肪組織または臍帯血を細胞源として，標準培養により間葉系幹細胞(mesenchymal stem/stromal cell；MSC)を選別する方法がある．細胞投与方法は，筋肉内投与あるいは動脈内投与が用いられてきた．有効性評価項目として，下肢切断回避生存，潰瘍治癒，臨床評価(Rutherford 分類)，血流評価(ABI，足趾上腕血圧比：TBI，$TcPO_2$ など)，安静時疼痛スコア，歩行距離，QOL(quality of life)などが用いられてきた．以下，最も多くの臨床研究が行われた MNC，そして純化 EPC のうち，現在国内において多施設共同ランダム化比較試験が実施されている CD34 陽性細胞の臨床試験を中心に概説する．

1．MNC

自家骨髄 MNC，G-CSF 動員自家末梢血 MNC および非動員自家末梢血 MNC を指す．中でも，骨髄 MNC は，2002 年に末梢動脈疾患に対する下肢筋肉内移植の臨床試験が初めて報告されて以来[13]，骨髄 MNC または G-CSF 動員末梢血 MNC を主として，小規模なパイロットスタディから大規模 RCT まで多くの臨床試験が行われている．

骨髄 MNC については，多施設共同二重盲検 RCT である PROVASA 試験[14]において，40 例の CLI 患者に対して，骨髄 MNC またはプラセボが下肢動脈内に投与された．主要評価項目である ABI の増加，副次評価項目である救肢率および非切断生存率は，両群間に差がなかったが，骨髄 MNC 移植による用量依存性の潰瘍治癒と有意な安静時痛改善効果が認められた．この研究では，ABI の変化が潰瘍治癒と安静時痛改善と連動しないことも明らかになり，研究者自身が主要評価項目の設定が不適切であった可能性を指摘している．その後行われた二重盲検 RCT(JUVENTAS 試験)[15]では，160 例の CLI 患者に対して無作為に骨髄 MNC またはプラセボが下肢動脈へ 3 週間隔で 3 回投与された．主要評価項目である治療後 6 か月の大切断率，副次評価項目である QOL，安静

時疼痛，ABI および $TcPO_2$ は，両群間に差がなかった．この試験の研究者らは，移植細胞種の選択と細胞投与方法について更なる研究が必要であると結論づけている．

国内では，2003 年に CLI に対する骨髄 MNC の下肢筋肉内移植は高度先進医療(2006 年からは健康保険法等の一部改正により，高度先進医療から改編され「先進医療 A」に名称変更)に承認された．先進医療 A 制度の下で骨髄 MNC 移植を受けた CLI 患者 345 例(ASO：168 例，TAO：108 例，膠原病関連血管炎(CDV)：69 例)の長期成績が報告された[16]．移植後 10 年における，下肢切断回避生存率は，ASO：37.8%，TAO：80.9%，CVD：61.2% と TAO で最も治療効果が見込まれた．さらに効果を検証するため，2018 年から，先進医療 B として TAO に限定して多施設共同臨床試験が開始されている．

一方，G-CSF 動員末梢血 MNC 移植については，PAD 患者 103 例(Fontaine 分類 Ⅱ度/Ⅲ度：79 例，Ⅳ度：21 例：ASO：96 例，TAO：7 例)を対象に国内多施設共同オープンラベル RCT が実施された[17]．細胞治療群 50 例には，標準治療に加え MNC が移植され，対照群 53 例には標準治療のみ実施された．主要評価項目である治療後 1 年における無増悪生存率は，対照群に比較し細胞治療群で高い傾向であったが，有意差は認められなかった．疾患増悪基準のうち細胞治療により有意に改善したのは，「Rutherford 分類の増悪」のみであり，「潰瘍・壊死所見の増悪」や「大切断」，「死亡」等には影響がなかった．サブグループ解析では，Fontaine 分類Ⅱ度/Ⅲ度の患者で細胞治療の効果が大であった．

2．純化 EPC

純化 EPC(CD34 陽性/CD133 陽性/ALDHbr 細胞)を投与することの利点は，MNC 移植に比して高濃度の EPC を局所移植することによる治療効果の増大である．心筋虚血，難治性骨折等の動物モデルで G-CSF 動員 MNC 移植と純化 CD34 陽性細胞移植の成績を比較した研究によると，MNC

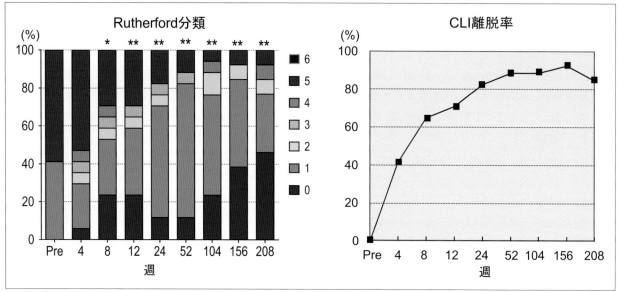

図 2. 慢性重症下肢虚血(CLI)患者に対する CD34 陽性細胞移植後 4 年までの
Rutherford 分類の推移と CLI 状態からの離脱率(CLI-free ratio)：国内第
Ⅰ/Ⅱa 相臨床試験の成績
*，P<0.05；**，P<0.01(治療前との比較)

群では移植細胞中に多数含まれる炎症細胞分画により移植部位の炎症が惹起されるため，CD34 陽性細胞群に比して治療効果が乏しいことが報告されている．臨床においても，Onodera ら[18]は CLI 患者に対する骨髄または末梢血 MNC 移植治療成績を解析し，治療のために採取された CD34 陽性細胞数が多いほど治療後の死亡・大切断の頻度が有意に低下することを明らかにした．この報告は，血管再生治療における EPC の重要性を示唆するとともに，MNC から CD34 陽性細胞を純化することの理論的根拠のひとつと考えられる．

A．CD34 陽性細胞

1）CLI に対する CD34 陽性細胞移植の第Ⅰ/Ⅱa 臨床試験

純化 EPC に関する前臨床試験の成果に基づき，筆者らは，2003 年から「慢性重症下肢虚血患者に対する自家末梢血血管内皮前駆細胞(CD34 陽性細胞)移植による血管再生治療に関する第Ⅰ/Ⅱa 相試験」を実施した[19]．17 例の CLI 患者(ASO 5 例［うち 1 例は血液透析導入患者］，Buerger 病 12 例)を対象に，5 日間の G-CSF 製剤投与により骨髄から末梢血に動員された単核球をアフェレシスで高効率に採取し，さらに磁気細胞分離装置

(CliniMACS®)を用いて高純度の CD34 陽性細胞を分離した．分離された CD34 陽性細胞は，純度が平均 92％，生存率が平均 87％と高い品質を示し，腰椎麻酔下で虚血下肢筋肉内へ移植された．全症例で治療後 1 年以内の死亡・下肢大切断は発生せず，自立歩行機能を温存し得た．また，潰瘍・壊死の治癒，虚血性疼痛の改善，生理検査指標(TBI，$TcPO_2$ 等)の経時的な改善も認められ，CLI からの離脱率は治療後 1 年で 88％の高率であった[20]．また，治療後 4 年に及ぶ長期成績についても検討した．死亡は移植後 2 年まで発生せず，移植後 2 年以降に 4 例が心疾患により死亡したが，本細胞治療との関連は否定された．下肢大切断は治療後 4 年間発生しなかった．CLI 離脱率は，治療後 4 年まで 80％以上の高率を維持した(図 2)．TBI は治療後 4 年，$TcPO_2$ は治療後 3 年まで，治療前に比して有意な改善を示した[20]．

また，米国においては，2007 年より Losordo ら[21]により，ASO による CLI 患者 28 例を対象とした G-CSF 動員 CD34 陽性細胞移植に関する多施設共同二重盲検プラセボ対照 RCT(ACT34-CLI 試験)が行われた．CD34 陽性細胞移植群ではプラセボ対照群に比較して，治療後 6 か月，1 年

■ 安静時疼痛スコア

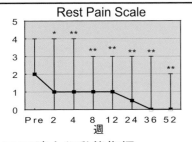

4：非ステロイド系抗炎症薬 (non steroidal anti-inflammatory drugs: NSAIDs)でも改善しない痛み
3：NSAIDsが必要な痛み
2：NSAIDsが不要な軽度の痛み
1：ごく軽度の痛み
0：完全消失

■ 下肢血行動態指標

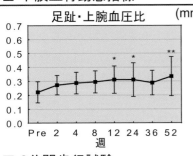
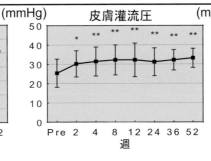
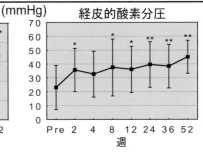

■ 6分間歩行試験

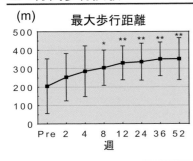
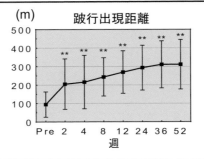

図 3. CLI 患者に対する CD34 陽性細胞移植後 52 週までの自他覚的指標の
推移：探索的医師主導治験の成績
＊，P＜0.05；＊＊，P＜0.01（治療前との比較）

における下肢大切断・小切断率が低い傾向を認め，また，治療後 1 年までの観察期間で細胞治療に関連する有害事象は発生しなかった．

2）CD34 陽性細胞分離機器に関する医師主導治験

上記の初期臨床試験に引き続き，筆者らは，CD34 陽性細胞分離機器「Isolex®」の薬事承認を目指し，2008 年より医療機器の臨床試験の実施の基準に関する省令（医療機器 GCP）に準拠した医師主導治験を 11 例の CLI 患者（Buerger 病 7 例および ASO 4 例，ただし透析患者は除外）に対して開始し，2012 年 3 月に終了した．この探索的な第 II 相試験は，再生医療領域における国内初の医師主導治験であり，今日に至るまで日本で実施された細胞移植による下肢血管再生治療に関する臨床試験のうち，医療機器 GCP に基づきデータの信頼性が担保された唯一の試験である．この医師主導治験においても，前述の第 I／IIa 相試験での良好な安全性・有効性がほぼ再現されていた．また，臨床的重症度，安静時疼痛，血流改善指標および歩行検査に加え，QOL 指標を含めた数多くの自他覚的所見について，頻回の観察時点を設定して探索的に評価した結果，CD34 陽性細胞移植後早期に安静時疼痛が改善し，その後，生理学的検査所見の改善が確認され，約半年後に臨床的重症度指標である Rutherford 分類の改善に至ることが明ら

かとなった(図3)[22].

3）CD34陽性細胞の再生医療等製品としての薬事承認を目指した企業治験

上述の第Ⅰ/Ⅱa相臨床試験および探索的医療機器医師主導治験の良好な結果を踏まえ，2017年12月よりCD34陽性細胞の再生医療等製品としての薬事承認を目指した，多施設共同RCT（企業治験）（ClinicalTrials.gov Identifier：NCT02501018）を開始し，同月第1例目の患者が組み入れられ，現在進行中である．2018年3月には，厚生労働省より，本再生医療等製品が先駆け審査指定制度の対象品目に指定された．

B．CD133陽性細胞

Burtら[23]は，9例のCLI患者を対象にG-CSF動員CD133陽性細胞の筋肉内移植に関する第Ⅰ相試験を実施した．治療後12か月までに下肢切断が2例発生したが，残りの7例では3か月，6か月におけるQOLの有意な改善，12か月における最大跛行距離の改善傾向が認められた．

C．ALDHbr細胞

Perinら[24]は，21例のCLI患者を対象に第Ⅰ/Ⅱ相RCTを実施し，11例がALDHbr細胞，10例が骨髄MNCの筋肉内移植を受けた．全例で治療との関連が否定できない重篤な有害事象は発生せず，治療後12週におけるRutherford分類とABIは，ALDHbr細胞群で改善したが，MNC群では不変であった．潰瘍サイズおよびTcPO$_2$は，両群とも変化がなかった．

以上のように，純化EPC移植治療は，初期臨床試験において良好な成績を示している．今後，大規模な検証的試験の成果が期待される．

さいごに

CLIに対する血管再生治療の成績について，遺伝子治療・細胞治療を中心に概説した．遺伝子治療については，既に，大規模なRCTが実施されたものの，有効性について未だ議論の余地を残すものがある一方で，国内において薬事承認を得た再生医療等製品もあり，今後，有効性・安全性が改めて検証されていくことになる．細胞治療につ

いては，早期臨床試験でPADに対する高い安全性および実施可能性が強く示唆されている．しかし，MNCにおいては，実施された大規模RCTで未だ有効性が検証されておらず，潰瘍・壊死のない軽症例では有効であるとの報告も散見される．一方，純化EPCについては，CLIからの離脱効果など，重症例に対する有効性が示唆されており，CD34陽性細胞に関する現在実施中のRCT等，今後の検討結果が待たれるところである．また，CD34陽性細胞治療については，CLI以外にも治療抵抗性狭心症，急性心筋梗塞，拡張型心筋症，脳梗塞といった虚血性疾患にとどまらず，難治性骨折や肝硬変を対象に臨床試験が行われ，その有効性および安全性が次々と報告されつつある．本細胞が再生医療等製品として薬事承認されれば，CLI以外の疾患に対する将来の適応拡大への布石となることが大いに期待される．

参考文献

1) Baumgartner, I., et al.：Constitutive expression of phVEGF165 after intramuscular gene transfer promotes collateral vessel development in patients with critical limb ischemia. Circulation. 97(12)：1114-1123, 1998.
2) Kusumanto, Y. H., et al.：Treatment with intramuscular vascular endothelial growth factor gene compared with placebo for patients with diabetes mellitus and critical limb ischemia：a double-blind randomized trial. Hum Gene Ther. 17(6)：683-691, 2006.
3) Nikol, S., et al.：Therapeutic angiogenesis with intramuscular NV1FGF improves amputation-free survival in patients with critical limb ischemia. Mol Ther. 16(5)：972-978, 2008.
4) Belch, J., et al.：Effect of fibroblast growth factor NV1FGF on amputation and death：a randomised placebo-controlled trial of gene therapy in critical limb ischaemia. Lancet. 377(9781)：1929-1937, 2011.
5) Morishita, R., et al.：Safety evaluation of clinical gene therapy using hepatocyte growth factor to treat peripheral arterial disease. Hypertension. 44(2)：203-209, 2004.
6) Morishita, R., et al.：Phase Ⅰ/Ⅱa clinical trial of

therapeutic angiogenesis using hepatocyte growth factor gene transfer to treat critical limb ischemia. Arterioscler Thromb Vasc Biol. **31**(3)：713-720, 2011.

7) Makino, H., et al.：Long-term follow-up evaluation of results from clinical trial using hepatocyte growth factor gene to treat severe peripheral arterial disease. Arterioscler Thromb Vasc Biol. **32**(10)：2503-2509, 2012.

8) Powell, R. J., et al.：Results of a double-blind, placebo-controlled study to assess the safety of intramuscular injection of hepatocyte growth factor plasmid to improve limb perfusion in patients with critical limb ischemia. Circulation. **118**(1)：58-65, 2008.

9) Shigematsu, H., et al.：Randomized, double-blind, placebo-controlled clinical trial of hepatocyte growth factor plasmid for critical limb ischemia. Gene Ther. **17**(9)：1152-1161, 2010.

10) Civin, C. I., et al.：Antigenic analysis of hematopoiesis. Ⅲ. A hematopoietic progenitor cell surface antigen defined by a monoclonal antibody raised against KG-1a cells. J Immunol. **133**(1)：157-165, 1984.

11) Asahara, T., et al.：Isolation of putative progenitor endothelial cells for angiogenesis. Science. **275**(5302)：964-967, 1997.

12) Gehling, U. M., et al.：In vitro differentiation of endothelial cells from AC133-positive progenitor cells. Blood. **95**(10)：3106-3112, 2000.

13) Tateishi-Yuyama, E., et al.：Therapeutic angiogenesis for patients with limb ischaemia by autologous transplantation of bone-marrow cells：a pilot study and a randomised controlled trial. Lancet. **360**(9331)：427-435, 2002.

14) Walter, D. H., et al.：Intraarterial administration of bone marrow mononuclear cells in patients with critical limb ischemia：a randomized-start, placebo-controlled pilot trial(PROVASA). Circ Cardiovasc Interv. **4**(1)：26-37, 2011.

15) Teraa, M., et al.：Effect of repetitive intra-arterial infusion of bone marrow mononuclear cells in patients with no-option limb ischemia：the randomized, double-blind, placebo-controlled Rejuvenating Endothelial Progenitor Cells via Transcutaneous Intra-arterial Supplementation (JUVENTAS)trial. Circulation. **131**(10)：851-860, 2015.

16) Kondo, K., et al.：Long-Term Clinical Outcomes Survey of Bone Marrow-Derived Cell Therapy in Critical Limb Ischemia in Japan. Circ J. **82**(4)：1168-1178, 2018.

17) Horie, T., et al.：Outcome From a Randomized Controlled Clinical Trial—Improvement of Peripheral Arterial Disease by Granulocyte Colony-Stimulating Factor-Mobilized Autologous Peripheral-Blood-Mononuclear Cell Transplantation(IMPACT). Circ J. **82**(8)：2165-2174, 2018.

18) Onodera, R., et al.：Bone marrow mononuclear cells versus G-CSF-mobilized peripheral blood mononuclear cells for treatment of lower limb ASO：pooled analysis for long-term prognosis. Bone Marrow Transplant. **46**(2)：278-284, 2011.

19) Kawamoto, A., et al.：Intramuscular transplantation of G-CSF-mobilized CD34(+)cells in patients with critical limb ischemia：a phase Ⅰ/Ⅱa, multicenter, single-blinded, dose-escalation clinical trial. Stem Cells. **27**(11)：2857-2864, 2009.
    Summary　CLI患者を対象にCD34陽性細胞を用いた下肢血管再生治療の臨床試験の報告.

20) Kinoshita, M., et al.：Long-term clinical outcome after intramuscular transplantation of granulocyte colony stimulating factor-mobilized CD34 positive cells in patients with critical limb ischemia. Atherosclerosis. **224**(2)：440-445, 2012.
    Summary　文献19の治療後4年に及ぶ長期報告.

21) Losordo, D. W., et al.：A randomized, controlled pilot study of autologous CD34 + cell therapy for critical limb ischemia. Circ Cardiovasc Interv. **5**(6)：821-830, 2012.

22) Fujita, Y., et al.：Phase Ⅱ clinical trial of CD34 + cell therapy to explore endpoint selection and timing in patients with critical limb ischemia. Circ J. **78**(2)：490-501, 2014.
    Summary　CD34陽性細胞分離機器の薬事承認を目指した医療機器GCPに準拠した，再生医療領域における国内初の医師主導治験の報告.

23) Burt, R. K., et al.：Autologous peripheral blood CD133 + cell implantation for limb salvage in patients with critical limb ischemia. Bone Marrow Transplant. **45**(1)：111-116, 2010.

24) Perin, E. C., et al.：A randomized, controlled study of autologous therapy with bone marrow-derived aldehyde dehydrogenase bright cells in patients with critical limb ischemia. Catheter Cardiovasc Interv. **78**(7)：1060-1067, 2011.

PEPARS　No.162：70-75, 2020

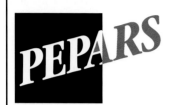

◆特集／重症下肢虚血治療のアップデート

重症下肢虚血への高気圧酸素治療の適応

高木　元*

Key Words：高気圧酸素治療(hyperbaric oxygen therapy)，酸素吸入(oxygen inhalation)，重症下肢虚血(critical limb ischemia)，骨髄炎(osteomyelitis)，費用対効果(cost benefit)，末梢動脈疾患(peripheral artery disease)

Abstract　　酸素なんかで重症下肢虚血が治るわけない！とお思いの方，是非お読みください．
　酸素は好気的代謝をする生物にとって必須の物質であり，エネルギー代謝にとって欠くことはできません．現在，酸素吸入は簡易に利用できる時代になりましたが，漫然とした投与はかえって病態を悪化させる危険性もあります．酸素吸入には利点と欠点があり，これをうまく調整して医療として治療法を確立したのが高気圧酸素治療です．これまでの酸素治療のエビデンスを踏まえ，今回の特集では酸素投与を特別な環境で行う「高気圧酸素治療」を紹介し，その理論と適応，治療効果と予後への影響について解説します．

何故酸素が重要なのかお答えします

　最初に，酸素は生物が生存するために必須の物質です．酸素がなければ地球上のほとんどの生物は生存ができませんが，酸素は元を辿ると古代には嫌気性代謝を行う生物の排泄物(不要物質)でした．この不要物である酸素を効率的に利用した好気的エネルギー代謝システムを生み出した生物が我々人類の祖先を生み出し発展したため，現在我々が生きていけるようになったのです．現在では酸素を代謝・利用する生物は酸素なしでは生きることができません．この好気性(有酸素)代謝システムを獲得した生物はエネルギー(ATP)を効率的に産生でき，なんと嫌気性代謝の20倍も多くのATPを獲得可能です(パスツール効果)．その半面，多くの酸素を取り入れることは組織酸化を誘発するため，酸素化の代償として知られています．この代謝により発生する活性酸素は老化や疾患の原因にもなっています．まさにバランスがとても重要な物質なのです．医学領域では，酸素欠乏による臓器障害を疾患として治療する機会は多く，また疾患も多岐に亘り，脳梗塞，心筋梗塞・狭心症，腸や腎臓など重要臓器の血流障害から足の壊疽まで全身臓器の疾患が知られています．それでは酸素欠乏時の臓器障害(＝虚血)におけるエネルギー代謝に目を向けてみましょう．虚血は生化学で習うクエン酸回路に影響を及ぼします．アミノ酸などの栄養素が十分にある場合でも，臓器が虚血(酸素欠乏)にさらされると(運動時の相対的血流低下も含みます)，このクエン酸回路ではATPではなく乳酸を産生してしまいます(解糖系)．運動後など過剰な運動によりクエン酸回路の能力を超えたATPが必要になった場合にも解糖系によるATP合成が活発になり，過剰なピルビン酸が乳酸に変換され血中乳酸濃度が上昇します．いわゆる運動後の筋肉痛の原因としても知られている現象です．

＊ Gen TAKAGI，〒113-8603　東京都文京区千駄木1-1-5　日本医科大学循環器内科，准教授

酸素吸入と高気圧酸素治療の違い

現在日本の医療現場では酸素は比較的安価で入手できます．また酸素ボンベに圧縮貯蔵することにより空中から水中まであらゆる場所に配備できますので，意識障害・心臓疾患や脳卒中など酸素需要が高い（酸素欠乏）と判断される病態では救急搬送の際にもれなく酸素マスクで6 L/分程度の酸素投与が許可されています．この酸素投与の目的は低酸素による組織障害からくる後遺障害の危険を回避させるための予防的投与で使用されています．一方，最近の研究では循環器疾患患者の全例に酸素を投与しても心臓の予後は改善しないことがわかってきました[1)2)]．救急対応のABCとして酸素投与を第一に考えてきた我々にとって衝撃的な否定的見解ですが，これはこの研究が軽症（酸素需要のない多くの患者）も含むためであり，心疾患患者全例への酸素投与は，病態がそもそも酸素を必要としていない場合や更には不必要に酸素を高濃度で投与すると活性酸素を産生し病態に悪影響を及ぼす等，全体の予後改善には寄与していない可能性を示唆しています．それでは心筋梗塞や重症下肢虚血患者などの局所臓器が明らかに酸素欠乏から組織障害をきたしている場合にはどのようにして酸素を届けるのが最も効率的でしょうか？　これには生理学的な要素が関与します．酸素投与の効果は酸素解離曲線に規定されます．酸素は赤血球中のヘモグロビン（Hb）に結合しますが，酸素が飽和状態に至るとそれ以上Hbへは結合できず，更に酸素からの解離もしにくくなってしまいます．しかしこの法則は大気圧が1気圧環境下での生体への影響を解説しています．酸素投与を同様に行いながら全体の気圧を上げていくとどうなるか想像してみましょう．高気圧環境下での酸素の吸入（酸素分圧という）は気圧の上昇に伴い液体（血液）へそのまま溶け込まれていきます．Hbに結合しない血液に溶け込む酸素を溶存酸素と言いますが，圧力に比例して炭酸飲料に溶け込む二酸化炭素のように酸素が血中へ溶解して行く

のです（ヘンリーの法則）．体調に変化をきたさず耐えられる3気圧程度まで気圧を上げていくと，溶存酸素は実に1気圧の時に比べ70倍も血液内へ溶け込むのです．これが高気圧酸素治療として行われている治療の原理です．赤血球も通過できないほど狭小化した動脈硬化の血管内の血液に溶け込んだ酸素分子が組織の末梢部位まで酸素を届けてくれるのです．過去の事例ですが豚から，瀉血（しゃけつ）をして血液（Hb）を抜き，輸液（水分）に置換する動物実験が行われました[3)]．2気圧以上の高気圧酸素を併用したところ，何とこの豚は酸素欠乏で死亡せず，30分以上も高気圧酸素室内で生き続けたことが報告されており，「血液のない生命：Life without blood」として知られています．このようにHbに結合した酸素ばかりではなく，高気圧酸素治療による溶存酸素を加える治療の効果が多くの疾患で有用と示されています．しかしこのような高濃度酸素を高圧環境で長時間吸入する際に発生する活性酸素は体に悪影響を及ぼさないでしょうか？　昨今の研究では，活性酸素にも良い面と悪い面が報告されています．例えば活性酸素が組織の酸化をきたすと動脈硬化や細胞死を招きますが，その一方で活性酸素は細菌を死滅させる効果があり，細菌感染症治療への有用性が示されています．1日中高気圧酸素治療室内にいると活性酸素の影響を受ける可能性があるため，特別な病態を除き高気圧酸素治療では1時間程度の治療時間としており，また酸素中毒を避けるためエアブレイク（間歇的酸素吸入）がプログラミングされています．これらの対応により副作用を避けて安全に治療を行うことができます．また閉鎖空間で酸素を使うことには危険があります．実際1864年にFontaineは高気圧酸素治療の有用性を見出し手術への応用などを報告していましたが，自身が作成途中の高気圧酸素治療施設の爆発を経験しています[4)]．現在は酸素マスク吸入により治療室内を大気と同じ環境とし，さらに化学繊維の衣類を避けるなど学会基準と専門医制度が確立されており，以降国内での事故は起きていません．

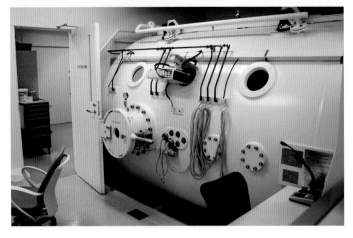

図 1.
第 2 種高気圧酸素治療装置
複数の患者の治療が可能である.

日本医科大学では昭和 42 年より現在まで 50 年以上にわたり事故歴がなく年間 1,000 件以上の治療を行っています.

重症下肢虚血から包括的慢性下肢虚血へ

2017 年に欧州心臓病学会(ESC)ガイドラインが改訂され,今までの重症下肢虚血という名称は包括的高度慢性下肢虚血(chronic limb-threatening ischemia;CLTI)に変更されました[5).「包括」の意味するところは,重症な病態には血流障害のみならず,感染や神経障害などが関与しているため,血行再建術のみを行うのではなく,統合的管理を目指した科を超えた専門家により治療介入する基盤づくりが必要なことです.この根拠として,下肢予後のみならず生命予後も非常に悪い CLTI は数多くの病態の終末像として発症するため単一加療のみではすぐに治療限界を迎えてしまうことから,早期から基礎疾患から合併症までの多因子介入,すなわちフットケアのみならず全身管理を行う認識が重要です.各科が臓器毎に呼吸器科,循環器科のように分けられている現在では,一般的に合併症を多数持つ患者の診療をする際は,各診療科へのコンサルテーションを行い治療が行われることが一般的ですが,こういった患者は移動が困難なことも多く,時間的ロスを極力少なく治療目標を達成するためには多職種によるチーム医療体制を結成し,早期に判断し栄養や感染などに対する包括的かつ手厚い加療を行うことが望ましく,患者サービスも適切と考えます.下

肢救済を目標として包括した管理を行う国家資格は欧米では足病医制度(podiatrist)がありますが日本には存在しません.このため日本では日本フットケア・足病医学会が主体となり,日本全国へフットケア外来やフットケアチームの重要性を示しその方法に関しても指導的役割を担っています.こういったチーム医療を達成し,かつ高気圧酸素治療装置を持つ施設がフットケアを担うことにより下肢切断率を減少させることが望ましいのですが,残念ながら国内には少数しか存在しません.全国で高気圧酸素治療施設は現在 200 以上ありますが,高気圧酸素治療安全協会に加入し,かつ日本フットケア・足病医学会役員の所属する施設が増えることが望まれます.

高気圧酸素は誰に有用か?

高気圧酸素治療(図 1)は前述した通り通常の酸素吸入とは違い,Hb と結合せずに溶存した小分子の酸素により,赤血球の到達できない末梢領域までの酸素投与を可能とする治療です.この特徴を利用し,「えっ,こんな病気にも」と驚くほど多くの疾患によく効きます.例えば潜水夫(もしくはダイバー)が水中で急浮上した際には血液中の気体は飽和状態となり気泡となってしまい,これが筋肉や脳に影響を及ぼすのが減圧症(かつて潜水病と言われていました)であり,この状態を元の状態に近づけ治療する高気圧酸素治療が著効します.減圧に伴う血管内気泡を高気圧酸素室で「再加圧」し傷害を元に戻す治療法であり,有効性

表 1. 平成 30 年度診療報酬点数

J 027　高気圧酸素治療(1 日につき)

1　減圧症又は空気塞栓に対するもの　　　　5,000 点
2　その他のもの　　　　　　　　　　　　　3,000 点

注　1 については，高気圧酸素治療の実施時間が 5 時間を超えた場合には，30 分又はその端数を増
　　すごとに，長時間加算として，500 点を所定点数に加算する．ただし，3,000 点を限度として
　　加算する．

(1)　「1」は減圧症又は空気塞栓に対して，発症後 1 か月以内に行う場合に，一連につき 7 回を限
　　　度として算定する．

(2)　「2」は次の疾患に対して行う場合に，一連につき 10 回を限度として算定する．
　　　ア　急性一酸化炭素中毒その他のガス中毒(間歇型を含む．)
　　　イ　重症軟部組織感染症(ガス壊疽，壊死性筋膜炎)又は頭蓋内膿瘍
　　　ウ　急性末梢血管障害
　　　　　(イ)　重症の熱傷又は凍傷
　　　　　(ロ)　広汎挫傷又は中等度以上の血管断裂を伴う末梢血管障害
　　　　　(ハ)　コンパートメント症候群又は圧挫症候群
　　　エ　脳梗塞
　　　オ　重症頭部外傷後若しくは開頭術後の意識障害又は脳浮腫
　　　カ　重症の低酸素脳症
　　　キ　腸閉塞

(3)　「2」は次の疾患に対して行う場合に，一連につき 30 回を限度として算定する．
　　　ア　網膜動脈閉塞症
　　　イ　突発性難聴
　　　ウ　放射線又は抗癌剤治療と併用される悪性腫瘍
　　　エ　難治性潰瘍を伴う末梢循環障害
　　　オ　皮膚移植
　　　カ　脊髄神経疾患
　　　キ　骨髄炎又は放射線障害

(4)　スモンの患者に対して行う場合は，「2」により算定する．

(5)　2 絶対気圧以上の治療圧力が 1 時間に満たないものについては，1 日につき区分番号「J 024」
　　　酸素吸入により算定する．

(6)　高気圧酸素治療を行うに当たっては，関係学会より留意事項が示されているので，これらの
　　　事項を十分参考とすべきものである．

が認められています(表 1)．また火事等で一酸化炭素(CO)中毒に至った患者の血液内では CO が Hb と強固に結合し，酸素飽和度検査で Hb が指先まで運ばれていても酸欠による障害が起きます．この際も高圧の酸素が CO を Hb から引き離す効果があり後遺障害になる前に高気圧酸素治療が行われます．同様に気体を圧縮する効果は腸閉塞で膨らんだ空気の膨満による物理的な障害である腸管ガスを圧縮しとても有効です．カテーテル操作時の合併症である血管内ガスによる空気塞栓にも

有用です．この治療を応用し虚血性の多くの疾患にも治療が適応され，治療効果が認められました．赤血球が到達できないほど高度に狭窄した血管や組織へ溶存酸素を届けることができるため，脳梗塞や難治性潰瘍をはじめ，皮弁手術後，網膜中心動脈閉塞症などにも保険治療が認められています．特に侵襲的治療ができず，薬剤の効果が認められない疾患に適応されることが多く，骨内の病変である突発性難聴や骨髄炎にも有用です．更には治療法のない放射線性膀胱・直腸炎(放射線

照射後の組織障害）は臓器へ慢性の出血性びらんを生じますが，輸血を要するほどの難治性潰瘍を呈することも多く，また完治しづらいため臨床上の問題点とされています．この疾患に対して最近比較対照研究が行われ，高気圧酸素治療の有用性が認められました[6]．今後標準治療法としての位置付けが期待できます．高気圧酸素治療が受けられる施設は日本高気圧環境・潜水医学会ホームページの一覧で探すことができます．

重症下肢虚血の課題を解決します

重症下肢虚血へはどのように作用し，また何を期待して治療を行えばよいのでしょうか．高気圧酸素治療は高圧室の中で酸素吸入を行うシンプルな治療法です．さらに血行再建術と比べ下肢虚血を瞬時に劇的に改善させる効果は残念ながらありません．しかし慢性創傷を持つ患者へ根気強く継続治療を行うことにより，虚血性潰瘍の進展を抑制することができます．これにより創縁のdemarcationが明瞭となり，外科介入が必要な際のメルクマールとなります．また骨融解など高度の炎症がなければ高気圧酸素治療により発生する活性酸素による抗菌作用から骨髄炎が治るという事例も観察されています．このように補助的ながら虚血性創傷のコンディショニングに有用性があるのです．加えて重症下肢虚血の問題点として常に議論されるのが救肢にかかる医療資源の国民医療費に対する問題です．酸素投与はマスクによる酸素吸入（1人用は純酸素100％充填カプセル）ですので侵襲がなく安全に行うことができ，さらに装置を除いて個々にかかる医療物品（素材）が酸素とマスク以外に必要ないため低コストで治療できる利点があり，医療廃棄物も出さないため環境にも影響を及ぼしません．また現在は純国産の技術と機器・資源により治療を行うことができ海外に医療資源を依存する必要もありません．一方CLTI患者が下肢大切断に至ってしまうと義足や移動手段に更に医療費が必要となります．なんとその後の予後は2年で50％亡くなってしまうとい

う統計もあり[7][8]，生活の手段が奪われることによる社会的・経済的損失は著しく大きいと想定できます．高齢化の著しいこれからの日本の医療のみならず，医療費の高騰は国家財政を圧迫しており，これらを踏まえると高気圧酸素治療の望ましい医療のあり方（医療モデル）として注目すべき治療のひとつと考えます．まとめますと，相補的かつマイルドな治療法であるが故，単独での治療改善効果を望むのではなく，他の治療法と組み合わせ対象部位の環境調整効果を期待していただきたい治療です．他の治療と組み合わせることにより相乗効果が望めることがガイドラインでも推奨されています[9]．今後至適治療回数や必要な気圧，酸素流量など疾患ごとに有用なプロトコールの作成を行う必要があるでしょう．

未来への展望

非侵襲的な治療の効果は筋障害の治療法の1つとして，ドーピングなど治療薬剤に制約のある多くのスポーツ選手が注目しています．スポーツ外傷の急性期では，多くは局所が腫脹し，末梢循環が悪化し損傷領域の低酸素環境を呈するため，受傷早期に高気圧酸素治療を行うことにより虚血環境が改善され，血管透過性や末梢循環を改善することにより腫脹が軽減するのです[10]．ラグビー選手における膝内側側副靭帯損傷では，早期に疼痛が改善し25％の早期競技復帰が可能とも報告されています[10]．またラットの骨格筋損傷モデルにおいて，高気圧酸素治療が筋衛星細胞を活性化し創傷治癒を促進することも認められており[10][12]，今後再生医療などの領域での効果検証なども試みられています．このように各種疾患に対するエビデンスが構築されたことを受け，2018年より日本国内での保険点数が改定され，稼働施設は徐々に増加している状況です．是非多くの患者さんへ適応し予後を達成していただきたいと思います．

参考文献

1) Hofmann, R., et al.：Oxygen Therapy in Suspected Acute Myocardial Infarction. N Engl J Med. **377**：1240-1249, 2017.
　Summary　心筋梗塞を疑う患者への酸素投与のランダム化比較試験.

2) Stub, D., et al.：Air Versus Oxygen in ST-Segment-Elevation Myocardial Infarction. Circulation. **131**：2143-2150, 2015.
　Summary　ST 上昇型心筋梗塞患者への酸素投与の有害性を示した試験.

3) Boerema, I., et al.：Life without blood. Ned Tijdschr Geneeskd. **104**：949-954, 1960.
　Summary　瀉血した動物への高気圧酸素治療による生存効果を示した初めての論文.

4) Fontaine, J. A.：Effects Physiologiques et Applications Therapeutiques de L'air Comprime. Germer-Bailliere, Paris, 1877.
　Summary　圧縮した酸素を外科治療に初めて応用した論文.

5) Aboyans, V., et al.：Editor's Choice- 2017 ESC Guidelines on the Diagnosis and Treatment of Peripheral Arterial Diseases, in collaboration with the European Society for Vascular Surgery (ESVS). Eur J Vasc Endovasc Surg. **55**：305-368, 2018.
　Summary　最新の末梢血管疾患ガイドライン. TASC 分類は変更されている.

6) Oscarsson, N., et al.：Radiation-induced cystitis treated with hyperbaric oxygen therapy (RICH-ART)：a randomised, controlled, phase 2-3 trial. Lancet Oncol. **20**：1602-1614, 2019.
　Summary　放射線性膀胱炎に対する高気圧酸素治療の効果を示したランダム化比較試験.

7) Aulivola, B., et al.：Major lower extremity amputation：outcome of a modern series. Arch Surg. **139**：395-399；discussion 399, 2004.
　Summary　下肢切断後の生命予後を示した研究.

8) Cruz, C. P., et al.：Major lower extremity amputations at a Veterans Affairs hospital. Am J Surg. **186**：449-454, 2003.
　Summary　退役軍人での下肢切断後の生命予後を示した研究.

9) Conte, M. S., et al.：Global vascular guidelines on the management of chronic limb-threatening ischemia. J Vasc Surg. **69**：3S-125S e40, 2019.
　Summary　CLTI に対する高気圧酸素治療の有用性を示したガイドライン.

10) Oyaizu, T., et al.：Hyperbaric oxygen reduces inflammation, oxygenates injured muscle, and regenerates skeletal muscle via macrophage and satellite cell activation. Sci Rep. **8**：1288, 2018.
　Summary　高気圧酸素治療の筋損傷への有用性を示した基礎論文.

11) Yagishita, K., et al.：Effects of hyperbaric oxygen therapy on recovery acceleration in Japanese professional or semi-professional rugby players with grade 2 medial collateral ligament injury of the knee：A comparative non-randomized study. Undersea Hyperb Med. **46**：647-654, 2019.
　Summary　ラグビー選手の損傷回復への高気圧酸素治療の効果を示した論文.

12) Horie, M., et al.：Enhancement of satellite cell differentiation and functional recovery in injured skeletal muscle by hyperbaric oxygen treatment. J Appl Physiol (1985). **116**：149-155, 2014.
　Summary　ラットの筋損傷による創傷治癒を高気圧酸素治療が改善した研究.

PEPARS No.162：76-82, 2020

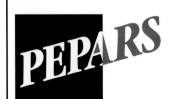

◆特集／重症下肢虚血治療のアップデート

重症下肢虚血に対する LDL アフェレシス

大竹剛靖[*1]　小林修三[*2]

Key Words：重症下肢虚血(critical limb ischemia), LDL アフェレシス(LDL apheresis), 末梢動脈疾患(peripheral arterial disease), 皮膚灌流圧(skin perfusion pressure), LDL コレステロール(LDL cholesterol)

Abstract　重症下肢虚血(CLI)では血行再建治療が必須である．しかし，血管石灰化や下腿病変が多い透析患者では，血行再建治療で十分な血流の改善が認められない場合も多い．LDL アフェレシスは，血管拡張や内皮機能改善，抗炎症作用など多彩な作用を有する．かつ LDL アフェレシスは，局所治療/局所血流改善のみでなく，末梢の微小循環を含む全身の血管系に作用する治療である．非 CLI 患者では LDL アフェレシス単独でも臨床症状改善効果は高い．しかし，末梢微小循環障害の高度な CLI 透析患者では LDL アフェレシス単独治療では，十分な効果が得られない．
　LDL アフェレシスの血液粘度改善効果や血管拡張作用，抗炎症作用を鑑み，血管内治療(EVT)と LDL アフェレシスを併用することにより切断や再狭窄に伴う再度の EVT は減少した．集学的治療として上手に治療法を組み合わせることで，それぞれの単独治療では得られなかった相乗的治療効果が得られる可能性がある．

はじめに

下肢末梢動脈疾患(peripheral arterial disease；PAD)は，人口高齢化や腎不全，糖尿病を有する患者の増加につれ我が国でも増加しており，潜在的 PAD 患者は日本国内で約 400 万人，症候性 PAD 患者は 100 万人に及ぶとみられている．PAD の中でも，下肢疼痛や虚血性皮膚潰瘍・壊死を呈する重症下肢虚血(critical limb ischemia；CLI)に至った患者では，血管内治療や外科的バイパスなどの血行再建治療が必須となる．血行再建治療が成功した患者では疼痛の改善や創傷治癒が期待されるが，血行再建後に再狭窄や閉塞をきたした症例や血行再建治療に成功しなかった患者では救肢救命が困難となる場合が多い．

PAD は早期発見・早期治療介入による重症化予防が最も重要であるが，CLI へと進展した場合には，血行再建治療や創傷治療を中心とした集学的治療によって救肢救命を図ることが必須である．そのような集学的治療法の1つに LDL アフェレシスがある．本稿では，LDL アフェレシスの効果発現機序，主に重症下肢虚血患者を対象とした LDL アフェレシスの治療成績，治療上の工夫や今後期待されること，などについて解説する．

LDL アフェレシスとは

アフェレシス(apheresis)は，もともとギリシア語で「分離」を意味する言葉である．医療分野におけるアフェレシスとは，体外循環によって血液中から病気の原因となる液性因子(血漿成分や細胞成分)を分離し排出することを意味する．アフェレシスの適応疾患は，血液中の液性因子が疾患に関連していること，液性因子がアフェレシスにより除去されること，アフェレシスにより臨床的改善が得られること，が条件となる．

＊1 Takayasu OHTAKE, 〒247-8533　鎌倉市岡本 1370 番1　湘南鎌倉総合病院腎臓病総合医療センター
＊2 Shuzo KOBAYASHI, 同，センター長/同病院，院長代理

表 1. LDL アフェレシスのデバイスと特徴

LDL アフェレシスの具体的デバイスとして，吸着による除去（リポソーバーシステム）とふるい分けによる除去（2重濾過血漿交換）の特徴を挙げた．我が国では，現在はリポソーバーシステムが主に用いられている．

	リポソーバー	2重濾過血漿交換（DFPP）
製造/販売元	カネカ	旭化成クラレメデイカル
灌流方法	血漿灌流	血漿灌流
血漿分離器	プラズマフロー	プラズマフロー
2次膜	なし	カスケードフロー
吸着体	LA-15, LA-40	なし
担体	セルロースビーズ	なし
リガンド	デキストラン硫酸	なし
作用機序	静電的相互作用	ふるい分け
LDL コレステロール除去効率	50～70%	50～70%
ブラジキニン産生	あり	なし

LDL アフェレシスとは，血漿を分離したのちに，1）陰性荷電のデキストラン硫酸をリガンドとして固定化したカラムを用いて，静電結合を利用して血漿中の LDL コレステロール（陽性荷電）を吸着除去する方法（リポソーバーシステム）や，2）2次膜を用いて分子量の違いで LDL コレステロールを分離除去する方法（2重濾過血漿交換 double filtration plasma pheresis；DFPP）により，短時間で血中の LDL コレステロールを体外に除去する治療法である（表1）．LDL の分子量は約230万と大きいため，DFPP を行う場合には膜孔サイズの大きな2次膜を用い，血漿中の LDL を膜内に分離濃縮し，膜孔を通過する比較的小分子量であるアルブミンなどは体内に戻す方法をとる．リポソーバーシステムと DFPP で LDL の除去率に差はないとされている．

リポソーバーシステムを用いた場合に問題となり得るのは血圧の低下である．これは，陰性荷電吸着カラムと血漿が接触することでブラジキニンの産生が亢進することによる．産生されたブラジキニンは一般にはキニナーゼⅡで速やかに代謝分解されるが，ACE 阻害薬内服中の患者ではキニナーゼⅡ活性が阻害されているためブラジキニンが分解されずに血中に残る．このためブラジキニ

ン血中濃度が上昇することにより高度の血圧低下が認められる．よってリポソーバーシステムを用いた LDL アフェレシスでは ACE 阻害薬服用は禁忌である．ブラジキニンの産生亢進は，抗凝固薬をヘパリンからメシル酸ナファタットに変更することで防止できる．

LDL アフェレシスは，文字通り LDL コレステロールを分離除去することから命名されたが，LDL アフェレシスの作用は，現在では後述するように多岐に亘ることが明らかとなっており，名前と作用メカニズムが1：1で対応していない．特にリポソーバ吸着システムは，凝固因子の除去や血管拡張物質賛成亢進，炎症性サイトカイン産生抑制などの多彩な作用を有する．

LDL アフェレシスの効果発現機序

現在国内では，デキストラン硫酸をリガンドとして固着したリポソーバー LA-15 カラムを用いた LDL アフェレシスが主に行われている．陰性荷電物質としてのデキストラン硫酸が，陽性荷電のアポリポタンパク B（apoB）を含む LDL コレステロール，VLDL コレステロール，Lp（a）を電気的に吸着除去する．また fibrinogen も LDL アフェレシスにより除去される．LDL アフェレシスの作

表 2. LDL アフェレシスの効果発現機序
吸着式 LDL アフェレシスでは，血管拡張物質の産生促進効果や炎症性
サイトカインの産生抑制効果が報告されている．

血流改善作用	血管拡張(NO，ブラジキニン産生亢進) 内皮機能改善 血液粘度改善(フィブリノーゲン吸着除去，赤血球変形能改善)
抗炎症作用	炎症性サイトカイン(IL-8，TNF-α)産生抑制 CRP 低下作用
プラーク安定作用	プラーク安定化・退縮作用
血管内皮修復作用	CD34 陽性細胞動員
脂質改善作用	LDL，VLDL，Lp(a)，small dense LDL の吸着除去

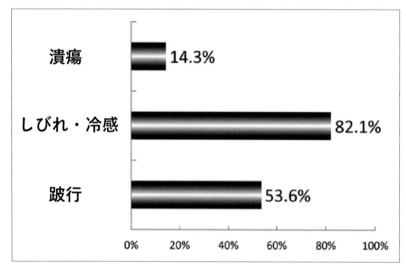

図 1.
LDL アフェレシスの臨床症状改善
効果
(文献 1 より改変)
しびれや冷感，跛行の改善について
は高い有効性が報告されている一方
で，LDL アフェレシスが単独で用い
られた場合，潰瘍治癒効果は十分で
はない．

用機序としては，酸化ストレス改善作用[1)~3)]，血液粘度・血液流動性の改善[4)5)]，抗炎症作用[1)4)]，血管拡張物質の産生亢進[6)7)]，内皮機能改善作用[3)8)9)]，単球接着因子減少[4)10)11)]，CD34/KDR＋血管内皮前駆細胞(endothelial progenitor cells：EPCs)動員作用[12)]などが報告されている(表 2)[13)]．LDL アフェレシスは，末梢の微小循環を含む全身の血管系に作用する全身治療である．

末梢動脈疾患に対する LDL アフェレシス

PAD に対する LDL アフェレシスは，DFPP とリポソーバーシステムを用いた吸着療法いずれのデバイスも，保険算定の上限は 3 か月間で 1 クール 10 回までである．主な適応条件は，Fontaine II 度以上の症状を有する患者で，薬物療法で総コレステロール 220 mg/d*l* 以下あるいは LDL コレステロール 140 mg/d*l* 以下に低下しない高コレステロール血症を有する患者，膝窩動脈以下の閉塞あるいは広範な閉塞病変を有し従来治療で十分な効果が得られない患者である．しかし，実際にはストロングスタチンと呼ばれる薬剤の出現により，高 LDL コレステロール血症自体は薬物治療によりかなり改善することができる．

LDL アフェレシスの PAD に対する臨床効果としては，早い症例では LDLA 開始直後から下肢冷感やしびれの改善，間歇性跛行の改善による歩行距離の延長が認められる(図 1)[14)]．しびれや冷感は，早い症例では初回~数回以内の LDL アフェレシスでその改善を自覚する．これは短期的な微小循環改善効果によるもので，サーモグラフィーでの皮膚温の上昇や皮膚灌流圧上昇(skin perfusion pressure；SPP)で捉えられる．一方で，LDL アフェレシスで改善した歩行距離や足関節上腕血圧比(ankle-brachial pressure index；ABI)は治

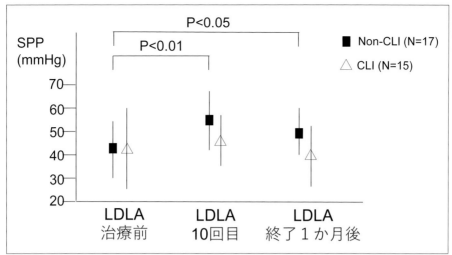

図 2. LDL アフェレシスの SPP 改善効果（文献 2 より改変）
Non-CLI では，LDL アフェレシスによる SPP の有意な上昇が認められ，その効果は LDL アフェレシス終了後 1 か月経過しても維持されている．一方で，CLI 患者では LDL アフェレシスのみでは SPP の改善が認められない．

療終了後 3 か月経過しても維持され得ることが報告されている[14]．LDL アフェレシスは短期的効果と同時に慢性的効果も有する．

重症下肢虚血に対する LDL アフェレシス

潰瘍を形成した CLI 患者では LDL アフェレシス単独による潰瘍改善効果は十分ではない（図 1)[14]．この理由としては，創傷治癒に必要な十分な血流改善効果が LDL アフェレシスのみでは短期間では得られにくく，効果発現までの時間に創傷が悪化する可能性が考えられる．LDL アフェレシスは単回でも皮膚温を上昇させるが，ABI の改善には時間を要する．創傷治療を目的とした場合には LDL アフェレシスを繰り返して行う必要があるが，時間的要因が CLI 患者の治療成績に大きく影響する可能性がある．

CLI 患者では LDL アフェレシスによる臨床症状（疼痛や潰瘍）の改善効果は十分でないが，客観的指標で見た虚血改善効果も CLI では non-CLI と比較して十分ではない．Nagai らは，SPP を用いて LDL アフェレシス治療前，10 回目，終了後 1 か月の 3 ポイントで下肢微小循環を評価した結果，non-CLI 患者（n＝17）では 1 クール 10 回の LDL アフェレシスによって有意の SPP 上昇が得

られ，その効果は LDL アフェレシス終了後 1 か月後も持続していたのに対し，CLI を有する透析患者では LDL アフェレシス単独治療による有意な SPP 改善は認められなかった（図 2)[15]．

下肢虚血は，動脈硬化による大血管の狭窄・閉塞と末梢の微小循環障害が相まって生じる．大血管の閉塞は血流を減少し遠位側灌流圧を減少し，血流低下に伴う shear stress 減少や fibrinogen 増加による血液粘度上昇により，血管内皮障害・微小循環障害がさらに悪化する．大血管の病変では，血管内治療（endovascular therapy；EVT）や外科的バイパスなど血管病変の治療手段がある．ただし，CLI 合併透析患者では血行再建治療の効果には限界があり[16]~[18]，さらに，これら局所の血行再建治療では，腎不全透析患者で認められる末梢側の微小循環障害や内皮細胞障害を直接的には改善できない．

透析患者の膝下病変に対する EVT 後再狭窄率は 3 か月で 73% と高率であったと報告されている[16]．これは，元々の標的血管が細いことに加えバルーン拡張による血管壁への物理的損傷が 2 次的血管損傷を惹起し局所で炎症を生じるためと考えられる．

そこで，我々の施設では，CLI 透析患者の足予

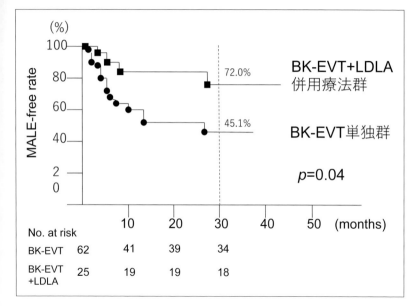

図 3.
膝下血管内治療＋LDL アフェレシス併用療法の効果
（文献 6）
膝下血管に対する血管内治療単独でなく，血管内治療に LDL アフェレシスを併用することで，切断や再狭窄の頻度を減少できた．

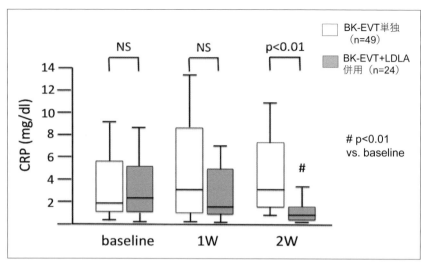

図 4.
LDL アフェレシス併用による CRP 改善効果
（文献 6）
LDL アフェレシスを併用した患者群では，血管内治療後の炎症反応上昇の改善が認められた．

後改善を目的として下腿 EVT を行った患者を対象に短期間 LDL アフェレシスを併用し，その効果を検証した．下腿 EVT を施行した CLI 透析患者 87 名を，EVT 単独群（62 名）と EVT＋LDL アフェレシス併用群に分け，LDL アフェレシス併用群では EVT 後 1 週以内に LDL アフェレシスを開始し，2 週で 4 回の LDL アフェレシスを施行した．EVT＋LDL アフェレシス併用効果の検討は，大切断と再血行再建の複合エンドポイント（major adverse limb event；MALE）を用いて評価した．その結果，図 3 に示す通り EVT＋LDL アフェレシス併用により MALE-free rate の有意な改善が得られた[19]．同時に炎症所見も EVT 単独と比較して EVT＋LDL アフェレシス併用により EVT 2 週後の CRP 値は有意に低値であった（図 4）．

LDL アフェレシスの課題と今後の取り組み

PAD における LDL アフェレシスの適応には，前述のように血清コレステロール値の制限があるが，実際には LDL コレステロール 140 mg/dl 以下でも本治療を必要とする患者は透析患者をはじめ多く存在すると考えられる．また，有効性を示すための治療頻度や回数に一定の結論が得られていない点や治療デバイス準備の煩雑さなどが現時点での問題点である．これらの課題に対し，ダイ

アライザーに直結して行える吸着デバイスの治験や，LDL コレステロール 140 mg/dl 以下の正コレステロール血症の PAD 患者に対する LDL アフェレシス（先進医療 B），コレステロール塞栓症に対する LDL アフェレシス（先進医療 B）の取り組みが現在進められている．

終わりに

　LDL アフェレシスは実に多彩な作用機序を有する点で，医工学技術の中でも特筆すべき modality である．LDL アフェレシス単独では十分な治療効果を発揮できなかった CLI 透析患者でも，その作用機序を考え他の既存の治療と組み合わせることで相乗的な治療効果が得られる可能性が示された．適応拡大やより優れたデバイスの開発，既存治療との併用などにより，より多くの患者診療に役立つことが望まれる．

参考文献

1) Tamura, K., et al.：Therapeutic potential of low-density lipoprotein apheresis in the management of peripheral artery disease in patients with chronic kidney disease. Ther Apher Dial. **17**：185-192, 2013.
2) Hara, T., et al.：Low-density lipoprotein apheresis for haemodialysis patients with peripheral arterial disease reduces reactive oxygen species production via suppression of NADPH oxidase gene expression in leukocytes. Nephrol Dial Transplant. **24**：3818-3825, 2009.
　Summary　PAD 透析患者における LDL アフェレシスの臨床症状改善効果と酸化ストレス改善について検討した論文．
3) Tsurumi-Ikeya, Y., et al.：Sustained inhibition of oxidized low-density lipoprotein is involved in the long-term therapeutic effects of apheresis in dialysis patients. Arterioscler Thromb Vasc Biol. **30**：1058-1065, 2010.
4) Kobayashi, S., et al.：LDL-apheresis reduces P-selectin, CRP and fibrinogen—possible implications for improving atherosclerosis. Ther Apher Dial. **10**：219-223, 2006.
5) Koenig, W., et al.：Blood rheology after apheresis using dextran sulfate cellulose absorption—a case report. Angiology. **43**：606-609, 1992.
6) Kizaki, Y., et al.：Does the production of nitric oxide contribute to the early improvement after a single low-density lipoprotein apheresis in patients with peripheral arterial obstructive disease? Blood Coagul Fibrinolysis. **10**：341-349, 1999.
7) Murashima, J., et al.：Removal of low-density lipoprotein from plasma by adsorption increases bradykinin and plasma nitric oxide levels in patients with peripheral atherosclerosis. Blood Coagul Fibrinolysis. **9**：725-732, 1998.
8) Tamai, O., et al.：Single LDL apheresis improves endothelium-dependent vasodilation in hypercholesterolemic humans. Circulation. **95**：76-82, 1997.
　Summary　1 回の LDL アフェレシスでも血管内皮機能が改善し得るとする重要な知見を示した論文．
9) Morimoto, S., et al.：Efficacy of low-density lipoprotein apheresis in patients with peripheral arterial occlusive disease undergoing hemodialysis treatment. Am J Nephrol. **27**：643-648, 2007.
10) Sampietro, T., et al.：Plasma cholesterol regulates soluble cell adhesion molecule expression in familial hypercholesterolemia. Circulation. **96**：1381-1385, 1997.
11) Uno, H., et al.：Removal of LDL from plasma by adsorption reduces adhesion molecule on mononuclear cells in patients with arteriosclerotic obliterans. Atherosclerosis. **116**：93-102, 1995.
12) Ramunni, A., et al.：Effect of low-density lipoprotein apheresis on circulating endothelial progenitor cells in familial hypercholesterolemia. Blood Purif. **29**：383-389, 2010.
13) Kobayashi, S.：Application of LDL-apheresis in nephrology. Clin Exp Nephrol. **12**：9-15, 2008.
　Summary　LDL アフェレシスに関する理解を深めるために読んでおきたい優れた総説．
14) Kobayashi, S., et al.：LDL-apheresis improve peripheral arterial occlusive disease with an implication for antiinflammatory effects. J Clin Apher. **20**：239-243, 2005.
　Summary　LDL アフェレシスによる臨床効果の改善具合と炎症マーカーの変動を検討した論文．
15) Nagai, K., et al.：Evaluation of vascular quality of

life questionnaire in dialysis patients with peripheral arterial disease treated by low-density lipoprotein apheresis. Renal Replacement Therapy. **2**：37, 2016.

Summary　PAD 血液透析患者を CLI と non-CLI に分け，それぞれにおける LCL アフェレシスの効果の差異を ABI/SPP/QOL 質問票により検討した論文．

16）Iida, O., et al.：Angiographic restenosis and its clinical impact after infrapopliteal angioplasty. Eur J Vasc Endovasc Surg. **44**：425-431, 2012.

Summary　透析患者や糖尿病患者の CLI における下腿血管内治療後再狭窄・閉塞率が非常に高いことを報告．

17）Nakano, M., et al.：Three-year clinical outcome after infrapopliteal angioplasty for critical limb ischemia in hemodialysis patients with minor or major tissue loss. Catheter Cardiovasc Interv. **86**：289-298, 2015.

Summary　CLI 透析患者における下腿血管内治療の臨床効果を検討した論文．

18）Kumada, Y., et al.：Clinical outcome after infrapopliteal bypass surgery in chronic hemodialysis patients with critical limb ischemia. J Vasc Surg. **61**：400-404, 2015.

Summary　文献 17 と合わせて読んでおきたい CLI 透析患者における下腿遠位バイパスの臨床効果を検討した論文．

19）Ohtake, T., et al.：Beneficial effect of endovascular therapy and low-density lipoprotein apheresis combined treatment in hemodialysis patients with critical limb ischemia due to below-knee arterial lesions. Ther Apher Dial. **20**：661-667, 2016.

Summary　CLI 透析患者での下腿血管内治療＋短期間 LDL アフェレシス併用によるイベント改善効果を検討した論文．

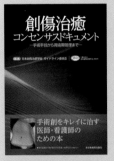

FAX による注文・住所変更届け

改定：2015 年 1 月

毎度ご購読いただきましてありがとうございます．

読者の皆様方に小社の本をより確実にお届けさせていただくために，FAX でのご注文・住所変更届けを受けつけております．この機会に是非ご利用ください．

◇ご利用方法

FAX 専用注文書・住所変更届けは，そのまま切り離して FAX 用紙としてご利用ください．また，注文の場合手続き終了後，ご購入商品と郵便振替用紙を同封してお送りいたします．**代金が 5,000 円をこえる場合，代金引換便とさせて頂きます．**その他，申し込み・変更届けの方法は電話，郵便はがきも同様です．

◇代金引換について

本の代金が 5,000 円をこえる場合，代金引換とさせて頂きます．配達員が商品をお届けした際に，現金またはクレジットカード・デビットカードにて代金を配達員にお支払い下さい(本の代金＋消費税＋送料)．(※年間定期購読と同時に 5,000 円をこえるご注文を頂いた場合は代金引換とはなりません．郵便振替用紙を同封して発送いたします．代金後払いという形になります．送料は定期購読を含むご注文の場合は頂きません)

◇年間定期購読のお申し込みについて

年間定期購読は，1 年分を前金で頂いておりますため，代金引換とはなりません．郵便振替用紙を本と同封または別送いたします．送料無料，また何月号からでもお申込み頂けます．

毎年末，次年度定期購読のご案内をお送りいたしますので，定期購読更新のお手間が非常に少なく済みます．

◇住所変更届けについて

年間購読をお申し込みされております方は，その期間中お届け先が変更します際，必ずご連絡下さいますようよろしくお願い致します．

◇取消，変更について

取消，変更につきましては，お早めに FAX，お電話でお知らせ下さい．

返品は，原則として受けつけておりませんが，返品の場合の郵送料はお客様負担とさせていただきます．その際は必ず小社へご連絡ください．

◇ご送本について

ご送本につきましては，ご注文がありましてから約 1 週間前後とみていただきたいと思います．お急ぎの方は，ご注文の際にその旨をご記入ください．至急送らせていただきます．2〜3 日でお手元に届くように手配いたします．

◇個人情報の利用目的

お客様から収集させていただいた個人情報，ご注文情報は本サービスを提供する目的(本の発送，ご注文内容の確認，問い合わせに対しての回答等)以外には利用することはございません．

その他，ご不明な点は小社までご連絡ください．

株式会社 全日本病院出版会　〒113-0033 東京都文京区本郷 3-16-4-7F
電話 03(5689)5989　FAX03(5689)8030　郵便振替口座 00160-9-58753

FAX専用注文書

形成・皮膚2006

年　　月　　日

○印	PEPARS	定価(消費税込み)	冊数
	2020年1月～12月定期購読(送料弊社負担)	42,020 円	
	PEPARS No.159 外科系医師必読！形成外科基本手技30 増大号 新刊	5,720 円	
	PEPARS No.147 美容医療の安全管理とトラブルシューティング 増大号	5,720 円	
	バックナンバー(号数と冊数をご記入ください) No.		

○印	Monthly Book Derma.	定価(消費税込み)	冊数
	2020年1月～12月定期購読(送料弊社負担)	42,130 円	
	MB Derma. No.294 "顔の赤み"鑑別・治療アトラス 増刊号 新刊	6,380 円	
	MB Derma. No.288 実践！皮膚外科小手術・皮弁術アトラス 増大号	5,280 円	
	バックナンバー(号数と冊数をご記入ください) No.		

○印	瘢痕・ケロイド治療ジャーナル		
	バックナンバー(号数と冊数をご記入ください) No.		

○印	書籍	定価(消費税込み)	冊数
	運動器臨床解剖学―チーム秋田の「メゾ解剖学」基本講座― 新刊	5,940 円	
	超実践！がん患者に必要な口腔ケア―適切な口腔管理でQOLを上げる― 新刊	4,290 円	
	美容外科手術―合併症と対策― 新刊	22,000 円	
	足関節ねんざ症候群―足くびのねんざを正しく理解する書― 新刊	6,050 円	
	グラフィック リンパ浮腫診断―医療・看護の現場で役立つケーススタディ―	7,480 円	
	整形外科雑誌 Monthly Book Orthopaedics 創刊30周年記念書籍 骨折治療基本手技アトラス	16,500 円	
	足育学　外来でみるフットケア・フットヘルスウェア	7,700 円	
	ケロイド・肥厚性瘢痕 診断・治療指針 2018	4,180 円	
	実践アトラス 美容外科注入治療　改訂第2版	9,900 円	
	ここからスタート！眼形成手術の基本手技	8,250 円	
	Non-Surgical 美容医療超実践講座	15,400 円	
	カラーアトラス 爪の診療実践ガイド	7,920 円	
	皮膚科雑誌 Monthly Book Derma. 創刊20年記念書籍 そこが知りたい 達人が伝授する日常皮膚診療の極意と裏ワザ	13,200 円	
	創傷治癒コンセンサスドキュメント―手術手技から周術期管理まで―	4,400 円	

○	書名	定価	冊数	○	書名	定価	冊数
	図説 実践手の外科治療	8,800 円			超アトラス眼瞼手術	10,780 円	
	使える皮弁術　上巻	13,200 円			イチからはじめる 美容医療機器の理論と実践	6,600 円	
	使える皮弁術　下巻	13,200 円			アトラスきずのきれいな治し方 改訂第二版	5,500 円	

お名前　フリガナ　　　　　　　　　　　　　　㊞

診療科

ご送付先　〒　　－　　　　□自宅　　□お勤め先

電話番号　　　　　　　　　　　　　□自宅
　　　　　　　　　　　　　　　　　□お勤め先

バックナンバー・書籍合計
5,000円以上のご注文
は代金引換発送になります

―お問い合わせ先―
㈱全日本病院出版会営業部
電話 03(5689)5989
FAX 03(5689)8030

年　　月　　日

住 所 変 更 届 け

お 名 前	フリガナ	
お客様番号		毎回お送りしています封筒のお名前の右上に印字されております8ケタの番号をご記入下さい。
新お届け先	〒　　　　　　都 道 　　　　　　　府 県	
新電話番号	（　　　　　）	
変更日付	年　　月　　日より	月号より
旧お届け先	〒	

※ 年間購読を注文されております雑誌・書籍名に✓を付けて下さい。

- ☐ Monthly Book Orthopaedics （月刊誌）
- ☐ Monthly Book Derma. （月刊誌）
- ☐ 整形外科最小侵襲手術ジャーナル （季刊誌）
- ☐ Monthly Book Medical Rehabilitation （月刊誌）
- ☐ Monthly Book ENTONI （月刊誌）
- ☐ PEPARS （月刊誌）
- ☐ Monthly Book OCULISTA （月刊誌）

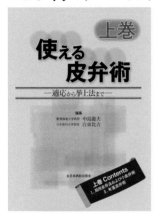
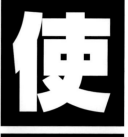
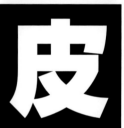
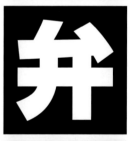
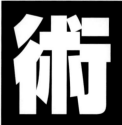

PEPARS

各号定価 3,000 円＋税．ただし，増大号：No. 14, 51, 75, 87, 99, 100, 111 は定価 5,000 円＋税，No. 123, 135, 147, 159 は 5,200 円＋税．
在庫僅少品もございます．品切の際はご容赦ください．
　　　　　　　　　　　　　　　　（2020 年 5 月現在）
本頁に掲載されていないバックナンバーにつきましては，弊社ホームページ（http://www.zenniti.com）をご覧下さい．

click

| 全日本病院出版会 | 検索 |

全日本病院出版会 公式 twitter ‼

弊社の書籍・雑誌の新刊情報，または好評書のご案内を中心に，タイムリーな情報を発信いたします．
全日本病院出版会公式アカウント @zenniti_info を是非ご覧下さい‼

2020 年 年間購読 受付中！
年間購読料　42,020 円（消費税込）（送料弊社負担）
（通常号 11 冊，増大号 1 冊：合計 12 冊）

編集顧問：栗 原 邦 弘　中 島 龍 夫
　　　　　　百 束 比 古　光 嶋　　勲
編集主幹：上 田 晃 一　大阪医科大学教授
　　　　　　大慈弥裕之　福岡大学教授
　　　　　　小 川　　令　日本医科大学教授

No. 162　編集企画：
　辻　依子　新須磨病院医長

PEPARS　No. 162

2020 年 6 月 15 日発行（毎月 1 回 15 日発行）
定価は表紙に表示してあります．
Printed in Japan

© ZEN・NIHONBYOIN・SHUPPANKAI, 2020

発行者　　末 定 広 光
発行所　　株式会社　全日本病院出版会
〒 113-0033 東京都文京区本郷 3 丁目 16 番 4 号
　　　電話（03）5689-5989　Fax（03）5689-8030
　　　郵便振替口座 00160-9-58753

印刷・製本　三報社印刷株式会社　　　電話（03）3637-0005
広告取扱店　㈱日本医学広告社　　　電話（03）5226-2791